医学助记图表与歌诀丛书

医学微生物学助记图表与歌诀

主　编　王　强　余承高　邓海英　陈栋梁
副主编　周　俊　卢莉莉　于志君　陈　曦
编　委　（按姓名汉语拼音排序）
　　　　陈　曦　陈栋梁　邓海英　杜　鸣
　　　　刘　畅　刘　翔　卢莉莉　莫朝晖
　　　　王　强　晏汉姣　于志君　余承高
　　　　周　俊

北京大学医学出版社

YIXUE WEISHENGWUXUE ZHUJI TUBIAO YU GEJUE

图书在版编目（CIP）数据

医学微生物学助记图表与歌诀/王强等主编. —北京：北京大学医学出版社，2017.1
ISBN 978-7-5659-1504-8

Ⅰ. ①医… Ⅱ. ①王… Ⅲ. ①医学生物学-教学参考资料 Ⅳ. ①R37

中国版本图书馆CIP数据核字（2016）第270465号

医学微生物学助记图表与歌诀

主　　编：王　强　余承高　邓海英　陈栋梁
出版发行：北京大学医学出版社
地　　址：（100191）北京市海淀区学院路38号　北京大学医学部院内
电　　话：发行部 010-82802230；图书邮购 010-82802495
网　　址：http://www.pumpress.com.cn
E-mail：booksale@bjmu.edu.cn
印　　刷：中煤（北京）印务有限公司
经　　销：新华书店
责任编辑：赵　欣　　责任校对：金彤文　　责任印制：李　啸
开　　本：710mm×1000mm　1/16　印张：13　字数：315千字
版　　次：2017年1月第1版　2017年1月第1次印刷
书　　号：ISBN 978-7-5659-1504-8
定　　价：28.00元
版权所有，违者必究
（凡属质量问题请与本社发行部联系退换）

前　言

医学微生物学是一门重要的医学基础理论课，其内容十分丰富。学习、记忆并掌握医学微生物学的基本知识，需要采取一些行之有效的方法。在许多辅助记忆的方法中，使用歌诀已被证明是收效显著的方法之一。以歌诀为体裁的医学著作在我国古代颇为多见，其特点是内容简要，文从语趣，富有韵律，朗读上口，记忆入心。

在多年的教学工作中，我们体会到，总结性图表具有提纲挈领、概括性强，条理分明、逻辑性强，直观形象、易于理解，简明扼要、便于记忆等特点，通过对比分析，将知识融会贯通，从而启发思维，培养能力。将歌诀与总结性图表结合起来学习，可以收到珠联璧合、相得益彰的良好效果。有鉴于此，我们也试将医学微生物学的基本内容编成歌诀，并用总结性图表加以注释，旨在为广大医学生提供一种新颖、独特、有效的医学微生物学学习方法。

随着医学的不断发展，现在的医学书籍和教材已很难用歌诀体裁来系统描述和阐明相关知识，但我国语言博大精深，为编写医学微生物学歌诀提供了深厚的基础。鲁迅先生曾说："地上本没有路，走的人多了，也便成了路。"我们殷切地希望有更多的同仁和我们一道，将医学微生物学歌诀编写得越来越好，共同开辟出一条用歌诀的方式学习医学微生物学的新途径。

在华中科技大学、武汉科技大学、武汉肽类物质研究所和北京大学医学出版社等单位的大力支持和鼓励下，本书才能得以顺利出版，在此致以衷心的感谢！

为满足更多读者的需求，本书的编写参考了多种教科书，但由于我们的水平有限，错误、疏漏和不妥之处难免，敬希广大同仁和读者不吝指正。

编者

目　录

绪论 …………………………………………………………………………… 1

第一章　细菌的形态与结构 ………………………………………………… 3

第二章　细菌的生理 ………………………………………………………… 11

第三章　噬菌体 ……………………………………………………………… 23

第四章　细菌的遗传与变异 ………………………………………………… 25

第五章　细菌耐药性 ………………………………………………………… 30

第六章　细菌感染与免疫 …………………………………………………… 34

第七章　细菌感染的检测方法与防治原则 ………………………………… 48

第八章　球菌 ………………………………………………………………… 57

第九章　肠杆菌科 …………………………………………………………… 65

第十章　霍乱弧菌 …………………………………………………………… 72

第十一章　螺杆菌属 ………………………………………………………… 76

第十二章　厌氧性细菌 ……………………………………………………… 77

第十三章　分枝杆菌属 ……………………………………………………… 81

第十四章　嗜血杆菌属 ……………………………………………………… 86

第十五章　动物源性细菌 …………………………………………………… 88

第十六章　其他细菌 ………………………………………………………… 95

第十七章	放线菌属与诺卡菌属	97
第十八章	支原体	98
第十九章	立克次体	101
第二十章	衣原体	104
第二十一章	螺旋体	108
第二十二章	病毒的基本性状	112
第二十三章	病毒的感染与免疫	121
第二十四章	病毒感染的检查方法与防治原则	133
第二十五章	呼吸道病毒	142
第二十六章	肠道病毒	151
第二十七章	急性胃肠炎病毒	156
第二十八章	肝炎病毒	157
第二十九章	虫媒病毒	164
第三十章	出血热病毒	168
第三十一章	疱疹病毒	171
第三十二章	反转录病毒	177
第三十三章	其他病毒	182
第三十四章	朊粒	185
第三十五章	真菌学总论	189
第三十六章	主要病原性真菌	194

附录：病原微生物实验室生物安全 200

主要参考文献 201

绪 论

医学微生物学研究的范围及内容

细菌病毒及真菌，三性两法是重心。

表 0-1

医学微生物学	说明
研究范畴	细菌学、病毒学、真菌学
研究内容 （三性两法）	生物学特性、致病性、免疫性 微生物学检查方法、防治方法

一、微生物的种类与分布

微生物的种类及主要特征

微生物分三类型：真核原核非 C 型。真核结构较齐备，原核结构不完整。

非细胞型仅核酸，不能独立而生存。

注：C 指细胞（cell）

表 0-2 微生物的种类与主要特性

类型	种类	大小 （μm）	形态与结构特点	培养特性
原核细胞型	细菌	0.5~1.0	单细胞，有细胞壁、核糖体，无成形细胞核；呈球状、杆状或螺形状	可人工培养
	立克次体	0.3~0.6	大小介于细菌和病毒之间。结构类似于细菌，有细胞壁与细胞膜；呈球杆状	专性细胞内寄生
	衣原体	0.3~0.5	大小介于细菌和病毒之间，有类似细胞壁结构；呈球状	真核细胞内寄生
	支原体	0.2~0.3	由于缺乏细胞壁，故呈高度多形性；表现为球状、丝状等不规则形态	可人工培养
	螺旋体	5.0~20.0	大小介于细菌与原虫之间，单细胞，细长螺旋状，有细胞壁、细胞膜及轴丝	少数可人工培养
	放线菌	0.5~1.0	单细胞，菌丝分枝状，无典型细胞核结构	可人工培养
真核细胞型	真菌	5.0~30.0	单细胞或多细胞，有细胞壁、细胞核、内质网及线粒体；有菌丝及孢子	可人工培养
非细胞型	病毒	0.02~0.3	无完整细胞结构，仅含核酸及蛋白质；可见球状、杆状、弹状及蝌蚪状	敏感活细胞内增殖

二、微生物与人类的关系

📖 **微生物与人类的关系**

多数对人有益处，少数对人有危害。

表 0-3 微生物与人类的关系

微生物与人类的关系	说明
多数微生物对人类有益	如人体正常微生物群，许多微生物在农业、工业、环境保护、生命科学中广泛应用
少数微生物对人类有害	病原微生物在特定条件下使人致病，机会致病性微生物也可使人致病

三、医学微生物学发展历程

📖 **医学微生物学发展历程**

学科发展三阶段：经验实验与现代。

表 0-4 医学微生物学发展历程

发展历程	说明
微生物学经验时期	制醋、制酱、接种人痘
实验微生物学时期	
微生物的发现	细菌的发现、巴氏消毒法的发明、郭霍法则及病毒的发现
免疫学的兴起	疫苗的研制，体液免疫和细胞免疫在感染中作用的发现
化学疗剂和抗生素的发明	砷凡纳明、青霉素及磺胺的出现
现代微生物学时期	
新病原微生物的发现	类病毒、卫星病毒、亚病毒及朊粒的发现
微生物全基因组研究	对已知的所有病毒和150多种细菌完成了DNA（RNA）测序
微生物学诊断新技术	免疫学方法及分子生物学方法的应用
疫苗研制	传统疫苗与新型疫苗研发并重

第一章 细菌的形态与结构

一、细菌的大小与形态

细菌的基本形态

细菌形态三类型：球菌杆菌螺形菌。

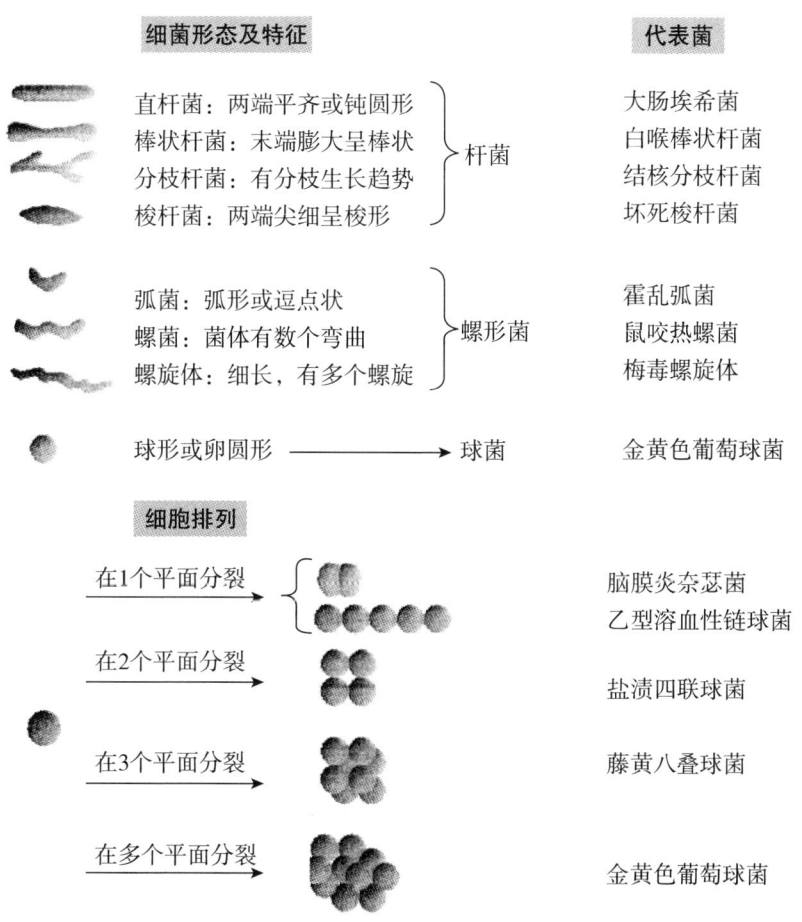

图 1-1 细菌细胞的典型形态和排列方式

表 1-1　细菌的基本形态

形态	细菌	特征	代表性致病菌
球形	葡萄球菌	在多个不规则平面上分裂	金黄色葡萄球菌
	链球菌	在一个平面上分裂，黏附成链状	乙型溶血性链球菌
	四联球菌	在两个互相垂直的平面上分裂，形成正方形	
	八叠球菌	在三个互相垂直的平面上分裂，形成立方体	
杆形	杆菌	通常长 2～3μm，大的长 3～10μm（炭疽芽孢杆菌），小的短至 0.6～1.5μm（布鲁菌）	大肠埃希菌
螺形	弧菌	菌体只有一个弯曲，呈弧形或逗点状	霍乱弧菌
	螺菌	菌体有数个弯曲	鼠咬热螺菌
	螺杆菌	菌体细长弯曲，呈螺形、S 形或海鸥状	幽门螺杆菌

二、细菌的结构

细菌的基本结构及作用

C 壁固形护细菌，C 膜呼吸换物质。C 浆质粒控耐药，异染颗粒辨菌体。

核蛋白体（核糖体）产蛋白，核质遗传与变异。

注释：C，即 cell，细胞

细菌的基本结构

胞壁胞膜和胞质，遗传物质核质中。

表 1-2　细菌的基本结构与功能

基本结构	功能
细胞壁	维持菌体固有形态，保护细菌使其抵抗低渗环境 屏障作用 参与菌体内外物质交换 革兰氏阳性菌的磷壁酸是重要的表面抗原
细胞膜	物质转运 呼吸和分泌 生物合成 参与细菌分裂
细胞质	
核糖体	细菌蛋白质合成的场所
质粒	染色体以外的遗传物质
胞质颗粒	多为贮藏的营养物质
核质	细菌的遗传物质

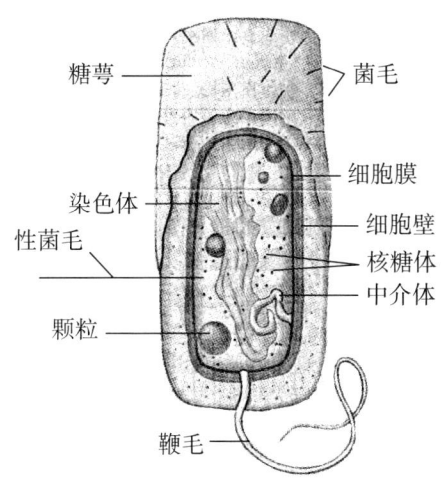

图 1-2 细菌细胞结构模式图

细菌的基本结构,由内向外依次为核质、细胞质、细胞膜以及细胞壁。细菌的特殊结构有荚膜、鞭毛、菌毛和芽孢,仅为某些细菌所具有

革兰氏阳性菌与革兰氏阴性菌比较

革兰阴阳两类菌,胞壁结构有差异。染色药敏不相同,均与胞壁有关系。

表 1-3 革兰氏阳性菌与革兰氏阴性菌细胞壁结构比较

细胞壁特征	革兰氏阳性菌	革兰氏阴性菌
厚度	20～80nm	10～15nm
强度	较坚韧	较疏松
肽聚糖		
组成	聚糖骨架、四肽侧链 五肽交联桥	聚糖骨架、四肽侧链 -
结构	三维立体结构	二维平面结构
层数	可多达 50 层	1～2 层
含量	占细胞壁干重 50%～80%	占细胞壁干重 5%～20%
糖类含量	多,约 45%	少,15%～20%
脂类含量	少,1%～4%	多,11%～22%
磷壁酸或磷壁醛酸	+	-
外膜		
脂蛋白	-	+
脂质双层	-	+
脂多糖	-	+

表 1-4　肽聚糖的组成

细菌类型	肽聚糖组成	成分
革兰氏阳性菌	聚糖骨架	N-乙酰葡糖胺（G）、N-乙酰胞壁酸（M）经β-1,4糖苷键交替联结成链
	四肽侧链	L-丙氨酸、D-谷氨酸、L-赖氨酸、D-丙氨酸
	五肽交联桥	5个甘氨酸
革兰氏阴性菌	聚糖骨架	同上
	四肽侧链	L-丙氨酸、D-谷氨酸、DAP、D-丙氨酸

细菌胞质中的重要结构

细菌胞质核糖体，蛋白合成在此地。质粒也含DNA，染色体外遗传物。
胞质颗粒种类多，各种物质可贮存。拟线粒体中介体，能代繁殖均参与。

表 1-5　细菌胞质中的重要结构

结构	特点
核糖体	
组成	细菌核糖体沉降系数为70S，由50S和30S两个亚基组成，不同于真核生物的核糖体（80S）
功能	蛋白质合成的场所
药物靶点	链霉素或红霉素能分别与细菌核糖体的30S亚基或50S亚基结合，干扰其蛋白质合成，杀死细菌
质粒	
组成	染色体外的遗传物质，存在于细胞质中。为闭合环状的双链DNA，带有遗传信息，控制细菌某些特定的遗传性状
复制	能独立自行复制，随细菌分裂转移到子代细胞中
转移	质粒除决定该菌自身的某种性状外，还可通过接合或转导等作用将有关性状传递给另一细菌
功能	质粒编码的细菌性状有菌毛、细菌素、毒素及耐药性的产生等，但质粒不是细菌生长所必需的，失去质粒的细菌仍能正常存活
胞质颗粒	
组成	细菌细胞质中含有多种颗粒，大多为贮藏的营养物质，包括糖原和淀粉等多糖、脂类、磷酸盐等
异染颗粒	胞质颗粒的一种，含RNA和多偏磷酸盐，嗜碱性强，亚甲蓝染色呈紫色，常见于白喉棒状杆菌，位于菌体两端，有助于鉴定
中介体	
结构	部分细胞膜内陷、折叠、卷曲形成的囊状物，多见于革兰氏阳性细菌
功能	①细胞分裂：中介体与核质相连，细胞分裂时中介体也一分为二，各携一套核质进入子代细胞；②能量代谢：扩大细胞膜面积，增加酶的含量和能量的产生，类似真核细胞线粒体，也称为拟线粒体

细菌的特殊结构

表层结构有荚膜,鞭毛作为运动器。菌毛参与致病性,芽孢增强抵抗力。

细菌特殊结构及作用

荚膜护菌强致病,鞭毛运动可鉴定。普通菌毛附黏膜,性毛传递耐药性。芽孢形态辨细菌,灭菌标准抗力增。

表1-6 细菌特殊结构的主要特性

特殊结构	定义	组成及特性	功能	举例
荚膜	细菌胞壁外围绕一层较厚、黏液性物质	大多数由多糖构成,少数是多肽。链球菌荚膜是透明质酸,厚度低于0.2μm,称为微荚膜	与细菌毒力有关,抗干燥	肺炎链球菌
鞭毛	大多数杆菌、少数球菌及全部螺菌菌体上附着的细长、弯曲丝状物	电镜下结构由基础小体、钩状体、丝状体三个部分组成。根据鞭毛的数目、位置和排列不同,可分为单毛菌、双毛菌、丛毛菌、周毛菌等	细菌的运动器官,较强的抗原性,与致病性相关	霍乱弧菌
菌毛	许多革兰氏阴性菌菌体表面遍布的比鞭毛更细而短、多而直的蛋白丝状物	化学组成是菌毛蛋白,菌毛可分为普通菌毛和性菌毛(F菌毛)	普通菌毛与某些细菌的致病性有关,性菌毛能在细菌间传递DNA	大肠埃希菌
芽孢	在一定条件下,某些细菌能在菌体内形成一个折光性很强的不易着色的小体,称为内芽孢,简称芽孢	芽孢含水量少,由多层厚而致密的膜结构(核心、内膜、芽孢壁、皮质、外膜、芽孢壳及芽孢外衣等)构成,芽孢核心和皮质层中含有大量吡啶二羧酸(DPA),使其具有很强的耐热性	细菌的休眠体,有很强的抵抗力;作为判断灭菌效果的指标	破伤风梭菌

芽孢与细菌繁殖体的比较

芽孢细菌繁殖体,结构性能有差异。

表 1-7 芽孢与细菌繁殖体的比较

项目	细菌繁殖体	芽孢
结构	典型的革兰氏阳性细胞	厚的芽孢皮质层
显微镜观察	不折光	折光
钙含量	低	高
吡啶二羧酸	无	有
含水量	高，80%～90%	低，在核心为 10%～15%
小的酸溶性蛋白	无	有
细胞质 pH	约为 7	5.5～6.0
酶活性	高	低
新陈代谢（氧的吸收）	高	低或无
大分子合成	有	无
mRNA	有	含量低或无
抗热性	低	高
抗辐射能力	低	高
抗化学药剂和抗酸能力	低	高
染色能力	可被染色	仅用特殊方法才可被染色
溶菌酶作用	敏感	不敏感

三、细菌形态与结构的检查法

细菌形态与结构检查法

光镜电镜检查法，形态结构来观察。

表 1-8 细菌形态与结构检查法

检查方法分类	检查方法
显微镜放大法	
普通光学显微镜	以可见光为光源，其分辨率约为 0.25μm
特殊光学显微镜	有暗视野显微镜、相差显微镜、荧光显微镜、激光共聚焦显微镜等，观察不同状况下的细菌形态和（或）结构
电子显微镜	分透射电子显微镜和扫描电子显微镜两类，其放大倍数高，但不能观察活的微生物
染色法	包括革兰氏染色法、单染色法、抗酸染色法等

镜检观察微生物

镜检观察微生物，观察内容应记清：特殊结构染色性，免疫反应活动性。

表1-9　镜检观察微生物特征的种类

种类	内容	细菌举例	意义
观察染色性和特殊结构	革兰氏染色（分为革兰氏阳性和革兰氏阴性两大类）	所有细菌	①鉴别细菌 ②不同细菌对不同药物的敏感性不同 ③实验室辅助诊断依据
	抗酸染色	分枝杆菌属	
	特殊染色（观察异染颗粒、荚膜、鞭毛、芽孢等）	白喉棒状杆菌	
	墨汁负染色	新型隐球菌	
观察活菌动力特征	镜下呈活泼运动	霍乱弧菌、钩端螺旋体	
镜下免疫反应	荚膜肿胀实验	炭疽芽孢杆菌	
	制动实验、荧光抗体或酶标抗体染色	霍乱弧菌、钩端螺旋体	
药物作用	串珠实验（低浓度青霉素作用下）	炭疽芽孢杆菌	

革兰氏染色法

取材涂片制标本，先用结晶紫染色。次用碘液做媒染，再用乙醇来脱色。复染石炭酸复红，镜检阳紫阴为红。

表1-10　革兰氏染色法的操作与步骤

操作步骤	说明
标本制作	取材→涂片→干燥→固定
染色	第一液：碱性结晶紫，初染1min，水洗 第二液：碘液媒染1min，水洗 第三液：95%乙醇，脱色30s，水洗 第四液：稀释的石炭酸复红，复染30s，水洗
镜检	革兰氏阳性菌呈紫色，革兰氏阴性菌呈红色

革兰氏染色的意义：①鉴别细菌；②指导选择用药，革兰氏阳性菌对青霉素敏感，③了解细菌致病性。革兰氏阳性菌多以外毒素致病，革兰氏阴性菌以内毒素致病

革兰氏染色阳性、阴性的微生物种类

球菌阳性除奈瑟，螺杆阴性除棒枝。放线真菌亦革阳，革阴包括余四体。

抗酸染色法

取材涂片及固定,先滴炭酸复红液。盐酸乙醇来脱色,碱性美蓝作复染。抗酸菌染呈红色,其他细菌呈蓝色。

革兰氏染色及抗酸染色结果

革阳像男爱紫阳,革阴似女喜红衫。抗酸染色正相反,阳是红来阴是蓝。

表1-11 抗酸染色法

操作步骤	说明
制备标本	取材→涂片→干燥→固定
染色	
初染	滴加石炭酸复红液于涂片上,染色10min或蒸染5min后,水洗
脱色	滴加3%盐酸乙醇,脱色时频频摇动玻片,直至无明显颜色脱出为止,水洗
复染	滴加碱性亚甲蓝(美蓝)液1min后,水洗
结果分析(镜检)	抗酸菌染成红色,其他细菌及背景染成蓝色

第二章 细菌的生理

一、细菌理化性质、营养和生长繁殖

细菌的理化性状

细菌无色半透明，表面积大体微小。中性环境带负电，胞内环境是高渗。胞壁胞膜半通透，物质交换可进行。

表2-1 细菌的理化性状

性状	特点
光学性质	无色、半透明体
表面积	细菌体积微小，相对表面积大，利于物质交换和代谢
带电现象	在中性环境中，细菌均带负电荷
半透性	细菌细胞壁和细胞膜都为半透性，允许水及部分小分子物质通过
渗透压	菌体内含有高浓度营养物质和盐，是高渗环境（革兰氏阳性菌渗透压高达20～25个大气压，革兰氏阴性菌为5～6个大气压）

细菌生长所需的营养物质

细菌生长与繁殖，多种营养需必备。碳源氮源无机盐，生长因子还有水。

表2-2 细菌生长所需的营养物质

营养物质	营养成分	功效作用
碳源（C）	糖类	合成菌体成分，供给能量
氮源（N）	氨基酸、蛋白质	合成菌体成分
无机盐和微量元素	磷、硫、钾、钠、钙、镁、铁、钴、锌、锰、铜等	合成菌体成分 维持酶活性 参与能量储存和转运 调节菌体渗透压 某些元素（如铁）与细菌致病性有关
生长因子		补充细菌自身不能合成的有机营养成分，供给特殊需要的呼吸辅酶
水		最重要的溶剂

细菌的主要营养类型

有的能够用光能,分为自养与异养。有的利用化学能,也分自养与异养。

表 2-3 细菌的主要营养类型

营养类型	能源	主要或唯一碳源	电子供体	代表类型
光能自养菌	光	CO_2	H_2S、S、H_2 或 H_2O 等无机物	绿硫细菌、蓝细菌
光能异养菌	光	有机物	有机物	红螺细菌
化能自养菌	无机物	CO_2 或碳酸盐	H_2S、H_2,以及含 Fe^{2+}、NH_4^+ 或 NO_2^- 等的无机物	硝化细菌、铁细菌
化能异养菌	有机物	有机物	有机物	大肠埃希菌

细菌生长繁殖的必备条件

细菌生长需条件:适宜温度和营养,酸碱度与渗透压,气体需氧或厌氧。

表 2-4 细菌生长繁殖的必备条件

性状	特点
营养物质	包括水、无机盐、蛋白胨或氨基酸和糖类以及生长因子等,为细菌的生长繁殖提供原料和能量
酸碱度(pH)	多数细菌的最适 pH 为中性或弱碱性,少数例外,例如,霍乱弧菌在碱性环境(pH 8.4~9.2)生长最好,结核分枝杆菌在偏酸环境中(pH 6.5~6.8)生长最好
温度	病原菌已适应人体环境,为嗜温菌,最适生长温度为 37℃
气体	有专性需氧菌、专性厌氧菌、兼性厌氧菌、微需氧菌之分
专性需氧菌	具有完善的呼吸酶系统,仅在有氧的条件下生长,如结核分枝杆菌、霍乱弧菌
专性厌氧菌	缺乏完善的呼吸酶系统,只能在无氧条件下进行发酵。专性厌氧菌在有氧环境中不能生长,原因为:①缺乏氧化还原电势高的呼吸酶;②缺乏分解有毒氧基团(H_2O_2、过氧化物等)的酶
兼性厌氧菌	具有需氧呼吸和无氧发酵两种功能,可在有氧和无氧环境中生长。大多数病原菌属于兼性厌氧
微需氧菌	在低氧压(≤5%)下生长最好,高氧浓度对其有抑制作用,如空肠弯曲菌、幽门螺杆菌
渗透压	细菌可耐受外部较大范围的渗透压和离子强度的变化,一般无特殊要求。但嗜盐杆菌需要 3% NaCl 浓度(高渗)才能良好生长

细菌的生长繁殖方式

细菌个体之生长,无性繁殖二分裂。群体生长分四期:迟缓对数稳衰亡。

表 2-5 细菌的生长繁殖方式

类型	特点
细菌个体的生长繁殖方式	无性二分裂繁殖
细菌群体的生长繁殖方式	细菌群体繁殖表现为生长曲线。将一定数量的细菌接种于适宜的液体培养基中,连续定时取样检查活菌数与总菌数,以培养时间为横坐标,培养物中的活菌数与总菌数为纵坐标绘制的曲线即为生长曲线,包括迟缓期、对数期、稳定期及衰亡期四个阶段

表 2-6 细菌各个生长时期的比较

生长时期	迟缓期	对数期	稳定期	衰亡期
维持时间	1～4h	4～8h	10h	—
活菌数量	恒定,增加幅度小	对数增长	维持平衡	逐步减少
生长速率	迟缓	最大速率	速率降低	死亡率增加
细胞代谢	非常活跃	活性高而稳定	活性稳定	活性降低,衰老
适用范围	培养初期	形态、染色、药物敏感及保存菌种	产生外毒素、抗生素及芽孢	基本不用于研究

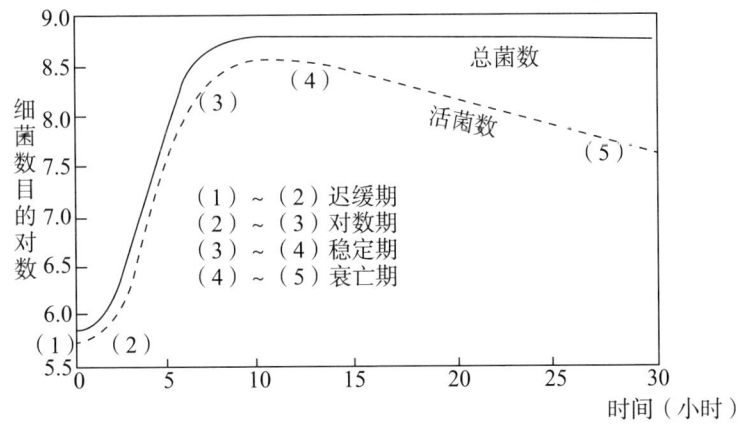

图 2-1 细菌的生长曲线

二、细菌代谢

细菌能量代谢途径

能量代谢四途径,基本途径糖酵解。需氧呼吸产能多,厌氧呼吸产能少。

磷酸戊糖代谢径,提供前体还原能。

表 2-7　细菌的能量代谢途径

能量代谢途径	说明
糖酵解	为大多数细菌共有代谢途径，有些专性厌氧菌以此为唯一产能途径。产生的能量比需氧呼吸少
磷酸戊糖途径	是由己糖生成戊糖的循环途径。主要是为合成提供前体和还原能
需氧呼吸	1 分子葡萄糖在有氧条件下彻底氧化生成 CO_2 和水，产生 38 分子 ATP。需氧菌和兼性厌氧菌进行需氧呼吸
厌氧呼吸	1 分子葡萄糖经厌氧糖酵解只产生 2 分子 ATP，最终以外源的无机氧化物作为受氢体。专性及兼性厌氧菌都能进行厌氧呼吸

鉴别细菌的生化反应

细菌含酶各不同，分解营养有差异。生化反应有特点，鉴别细菌有意义。

表 2-8　常用鉴别细菌的生化反应

生化反应	说明
糖发酵试验	检测糖类代谢产物以观察细菌对不同糖类的分解能力，常用于肠道菌的鉴别
吲哚试验	有些细菌具有分解色氨酸的酶，可分解色氨酸产生吲哚，与试剂中的对二甲基氨基苯甲醛作用生成玫瑰吲哚而呈红色（吲哚红阳性）
甲基红试验	产气肠杆菌分解葡萄糖产生丙酮酸，并进一步脱羧生成中性物质，使培养液 pH > 5.4，甲基红指示剂呈橘黄色，为甲基红试验阴性；大肠埃希菌分解葡萄糖产生丙酮酸，培养液 pH ≤ 4.5，甲基红指示剂呈红色，为甲基红试验阳性
VP 试验	产气肠杆菌分解葡萄糖生成的丙酮酸，能进一步发生反应，与培养基中的胍基化合物生成红色物质，为 VP 试验阳性；大肠埃希菌则不能，为 VP 试验阴性
枸橼酸盐利用试验	有的细菌可在枸橼酸盐培养基上生长，则为枸橼酸盐试验阳性；不能在该培养基上生长者，则为枸橼酸盐试验阴性
硫化氢试验	能分解培养基中含硫氨基酸生成硫化氢者为硫化氢试验阳性
尿素酶试验	能分解尿素产氨，使培养基变碱性，为尿素试验阳性

细菌合成的代谢产物

细菌合成产物多，内外毒素与色素，侵袭性酶热原质，抗生素与维生素，还能合成细菌素，疾病调查有帮助。

表 2-9　细菌的合成代谢产物

合成代谢产物	定义	作用
热原质	细菌合成的一种注入人体或动物内能引起发热反应的物质	致病性
外毒素	多数革兰氏阳性菌和少数革兰氏阴性菌在生长繁殖过程中释放到菌体外的蛋白质	致病性；脱去毒性后可制备类毒素，用于人工主动免疫
内毒素	革兰氏阴性菌细胞壁的脂多糖，菌体死亡崩解后释放出来	致病性
侵袭性酶	某些细菌产生的能损伤机体组织、促使细菌侵袭和扩散的酶类	致病性；少数作为药物（链激酶）
色素	某些细菌在特定条件下可产生水溶性或脂溶性带有颜色的物质	鉴别细菌
抗生素	某些微生物代谢过程中产生的一类能抑制或杀死某些其他微生物或肿瘤细胞的物质	治疗药物
细菌素	某些菌株产生的一类具有抗菌作用的蛋白质，仅对与产生菌有亲缘关系的细菌有杀伤作用	可用于细菌分型和流行病学调查
维生素	细菌合成的微量营养成分	可被人体吸收利用

三、细菌的人工培养

培养基按用途分类

基础增菌与选择，还有厌氧与鉴别。

分离微生物常用培养基种类及用途

细菌常规血平板，肠杆SS中国蓝。远藤伊红麦康凯，抑杀杂菌长阴杆。碲盐平板选白喉，结核罗氏含鸡蛋。鲍金平板百日咳，脑淋熟血二氧碳。副溶金葡用高盐，霍乱胨水宜高碱。真菌沙氏长得好，钩体柯氏养数天。

表 2-10　培养基的种类（按用途分类）

种类	特点	用途
基础培养基	含有多数细菌生长繁殖所需的基本营养成分	是配制特殊培养基的基础，也可作一般培养基使用
增菌培养基	含有特殊生长因子或微量元素	通用增菌
选择培养基	添加特殊抑制剂，可使某些细菌生长，另一些被抑制	选择性增菌；将某些细菌从混杂的标本中分离出来
鉴别培养基	培养基中加入特定的底物和指示剂	培养和区分不同的细菌
厌氧培养基	培养基与空气隔绝	培养分离和鉴别厌氧菌

细菌培养基按性状分类

液体固体半固体,三种类型培养基。

表 2-11 细菌培养基按性状分类及用途

培养基种类	细菌生长情况	用途
液体培养基	多数呈均匀混浊状态,少数出现沉淀和菌膜	用于增菌
半固体培养基	有鞭毛细菌生长后出现云雾状生长,无鞭毛细菌沿穿刺线生长	观察细菌动力和保存菌种
固体培养基	单个细菌生长后形成肉眼可见的细菌集团——菌落,菌落融合形成菌苔	分离鉴定细菌

人工培养细菌的用途

用于医学工农业,基因工程也可用。

表 2-12 人工培养细菌的用途

用途	说明
在医学中的应用	①可用于感染性疾病的病原性诊断 ②可用于细菌学研究 ③可用于制备生物制品
在工农业生产中的应用	可用于制备抗生素、维生素、氨基酸、有机溶剂、酒、酱油、味精等产品,还可生产酶制剂;处理废水、垃圾等;制造菌肥、农药等
在基因工程中的应用	可用于制备胰岛素、干扰素、乙型肝炎疫苗等

四、消毒灭菌

灭菌消毒四个概念

灭菌杀全微生物,抑制 M 长是防腐。只杀病原是消毒,无菌操作防 M 入。

表 2-13 消毒灭菌常用术语

术语	英文	定义
消毒	disinfection	杀死物体上病原微生物的方法,并不一定能杀死含芽孢的细菌或非病原微生物。用以消毒的药品称为消毒剂。一般消毒剂在常用浓度下,只对细菌繁殖体有效,对芽孢则需提高消毒剂的浓度和延长作用时间
灭菌	sterilization	杀死物体上所有微生物的方法。灭菌比消毒要求高,杀灭包括细菌芽孢在内的全部病原微生物和非病原微生物

续表

术语	英文	定义
抑菌	bacteriostasis	抑制体内或体外细菌的生长繁殖。常用的抑菌剂是各种抗生素，可在体内抑制各种细菌的繁殖，或在体外用于抑菌试验以检测细菌对抗生素的敏感性
防腐	antisepsis	防止或抑制体外细菌生长繁殖的方法。细菌一般不死亡。使用同一种化学药品在高浓度时为消毒剂，低浓度常为防腐剂
无菌	asepsis	不存在活菌的意思。防止细菌进入人体或其他物品的操作技术，称为无菌操作。例如进行外科手术时需防止细菌进入创口，微生物实验中要注意防止污染和感染
清洁	cleaning	是指通过除去尘埃和一切污秽以减少微生物数量的过程

常用物理抑菌、消毒灭菌法

物理消毒方法多，热力消毒分干湿。辐射杀菌效果好，机械滤过能除菌。干燥低温可抑菌，根据需要来选用。

表 2-14 常用物理抑菌、消毒、灭菌法及用途

物理抑菌、消毒、灭菌方法	原理	条件	效果	用途
热力灭菌法				
干热法				
焚烧	脱水、干燥、生物大分子变性	焚烧炉内焚烧	灭菌	废弃物品及动物尸体
烧灼		火焰灭菌	灭菌	试管口、接种环
干烤		干烤箱内 170℃ 1h 或 160℃ 2h	灭菌	耐高温、耐干燥物品
红外线照射			灭菌	医疗器械
湿热法				
巴氏消毒法	生物大分子变性	61.1～62.8℃或 71.1℃ 15～30s	消毒	牛乳、酒类的消毒
煮沸法		100℃ 5min	消毒	餐具、注射器、刀剪等的消毒
流动蒸汽消毒法		100℃ 15～30min	消毒	
间歇蒸汽灭菌法		100℃ 15～30min，过夜孵育，重复3次	灭菌	不耐高热的含糖、牛奶的培养基灭菌
高压蒸汽灭菌法		103.4kPa，121.3℃ 15～20min	灭菌	耐湿、耐高温、耐高压物品的灭菌

续表

物理抑菌、消毒、灭菌方法	原理	条件	效果	用途
辐射杀菌法				
紫外线	使DNA链上相邻的胸腺嘧啶形成二聚体,干扰DNA复制与转录	200~300nm波长的紫外线照射空气或物体表面,以265~266nm最强	消毒	空气、物体表面的消毒
电离辐射	干扰DNA合成,破坏细胞膜,产生自由基,破坏酶系统	γ射线照射	灭菌	一次性医用塑料制品、食品、药品、生物制品的灭菌
微波处理	通过介质时产生的热效应使生物大分子变性	微波装置处理	消毒	食品及餐具、非金属器械、药杯、检验室用品消毒
滤过除菌法	用孔径在0.22μm以下的滤膜物理阻留	孔径0.22μm以下的滤膜	除菌	血清、毒素、抗生素、空气的除菌
干燥与低温抑菌法	抑制和降低微生物新陈代谢	干燥、盐腌、糖渍、冰箱保存	抑菌	保存食品、药品;冷冻真空干燥法保存菌种

湿热灭菌法与干热灭菌法比较

干热湿热灭菌法,湿热所需温较低。湿热穿透能力强,细菌凝固易变性。菌体温度上升快,灭菌效果较完全。

表2-15 湿热灭菌法与干热灭菌法比较

	湿热灭菌法	干热灭菌法
所需温度	90~121.3℃	较高(130~250℃)
穿透力	强	弱
细菌菌体蛋白质	易凝固变性	相对不易凝固变性
菌体温度上升速度	快,可迅速提高灭菌物体温度	较慢
灭菌效果	完全	不完全

化学消毒剂的分类和使用范围

各种化学消毒剂,杀菌能力分三类。对人组织有损害,使用范围应适宜。

表 2-16 化学消毒剂的分类和使用范围

按杀菌能力分类	消毒剂	举例	使用范围
高效消毒剂	含氯消毒剂	含氯石灰、次氯酸钠、二氯异氰尿酸钠	饮水 皮肤、物品表面、排泄物、污水
	过氧化物消毒剂	过氧乙酸 过氧化氢	皮肤、物品表面、空气 皮肤、物品表面、空气
	戊二醛		医疗器械
	环氧乙烷		医疗器械、物品表面
中效消毒剂	乙醇		医疗器械、皮肤
	含碘消毒剂	碘酊、碘伏	皮肤黏膜、物品表面
低效消毒剂	苯扎溴铵（新洁尔灭）		皮肤黏膜、物品表面
	氯己定（洗必泰）		皮肤黏膜、物品表面
	高锰酸钾		皮肤黏膜、食具、蔬菜、水果

表 2-17 常用化学消毒剂的种类和用途

应用范围	消毒剂名称	化学分类	有效浓度	消毒剂杀菌效力	注意事项
高危器械物品	环氧乙烷	烷化剂	800～1200mg/L，6h	高效	易燃、有毒性
	戊二醛	醛类	2%，≥4h	高效	有刺激性
中危器械物品	过氧乙酸	氧化剂	0.1%～2%，10～30min	高效	刺激腐蚀性，不适用于金属
	乙醇	醇类	70%～75%，5～10min	中效	
	戊二醛	醛类	2%，≥4h	高效	有刺激性
	苯扎溴铵	表面活性剂	0.05%～0.1%，30min	低效	
室内空气	过氧乙酸	氧化剂	0.5%，30ml/m³，1h	高效	有刺激性、腐蚀性
	过氧化氢	氧化剂	3%，30ml/m³，1h	高效	有毒性，使用后需充分通风
	二氧化氯	卤素类	有效浓度 4mg/m³	高效	
	甲醛	醛类	10%	高效	
皮肤	乙醇	醇类	70%～75%，5～10min	中效	除手术或注射等医疗操作外，皮肤在使用消毒剂后需用自来水将消毒剂冲洗干净
	氯己定	酚类	0.4%～0.5%	中效	
	过氧乙酸	氧化剂	0.2%	高效	
	次氯酸钠	卤素类	0.05%～0.1%	高效	

续表

应用范围	消毒剂名称	化学分类	有效浓度	消毒剂杀菌效力	注意事项
黏膜	过氧化氢	氧化剂	3%	高效	口腔黏膜消毒使用
	氯己定	酚类	0.1%~0.5%	中效	尿道、阴道、膀胱冲洗
	高锰酸钾	氧化剂	0.1%	低效	尿道、阴道、膀胱冲洗
患者排泄物与分泌物	次氯酸钠	卤素类	50g/L,1h	高效	
	漂白粉	卤素类	等量200g/L,2h	高效	
	来苏	酚类	等量2%,2h	中效	
饮水	氯气	卤素类	0.01%~0.1%	高效	自来水消毒
	漂白粉	卤素类	有效氯4g/L	高效	少量饮水
厕所、阴沟	生石灰	酸碱类	12.5%~25%	高效	有效杀菌成分为氢氧化钙
	漂白粉	卤素类	有效氯10g/L	高效	

影响消毒灭菌效果的因素

消毒灭菌之效果,影响因素有多种。实施消毒灭菌时,合理应用效果增。

表2-18 影响消毒灭菌效果的因素

影响因素	说明
消毒剂的性质、浓度与作用时间	①各种消毒剂的理化性质不同,对微生物的作用大小各异 ②多数消毒剂(醇类除外)在高浓度时杀菌作用大,降低到一定浓度后只有抑菌作用 ③同一浓度的消毒剂对细菌作用时间越长,消毒效果越好
微生物种类、数量与物理状态	①不同种类的微生物对化学消毒剂的敏感性不同 ②微生物数量越多,所需消毒时间越长 ③微生物的生长情况影响其抵抗力
温度	温度升高可提高消毒效果
酸碱度	消毒剂的杀菌作用受酸碱度的影响
有机物	环境中有机物存在时,可影响消毒剂效果

五、细菌的分类

细菌的分类

细菌可分四类型:革兰阴阳古与真。

表 2-19　医学上重要细菌的分类

性状	菌属	菌群	代表性疾病
革兰氏阴性有细胞壁真细菌			
螺旋体	密螺旋体属	1 群	梅毒
	疏螺旋体属	1 群	莱姆病
	钩端螺旋体属	1 群	钩端螺旋体病
微氧弯曲菌属	弯曲菌属	2 群	肠炎
	幽门螺杆菌	2 群	胃溃疡
球菌	奈瑟菌属	4 群	脑膜炎、淋病
需氧杆菌	假单胞菌属	4 群	肺炎、尿路感染
兼性厌氧菌			
微小杆菌	鲍特菌属	4 群	百日咳
	军团菌	4 群	肺炎
	布鲁菌属	4 群	布鲁菌病
	弗朗西斯菌属	4 群	土拉丝菌病
	巴斯菌属	5 群	蜂窝织炎
	嗜血杆菌属	5 群	脑膜炎
肠道及相关细菌	埃希菌属	5 群	尿路感染、腹泻
	肠杆菌	5 群	尿路感染
	克雷伯菌属	5 群	肺炎、尿路感染
	沙门菌属	5 群	肠热症
	志贺菌属	5 群	痢疾
	变形杆菌属	5 群	尿路感染
	耶尔森菌属	5 群	鼠疫
	弧菌属	5 群	霍乱
厌氧杆菌	拟杆菌属	6 群	腹膜炎
专性胞内菌	立克次体属	9 群	斑疹伤寒、Q 热
	衣原体属	9 群	沙眼、泌尿生殖道感染
革兰氏阳性有细胞壁真细菌			
球菌	链球菌属	17 群	咽喉炎、肺炎
	葡萄球菌属	17 群	化脓性感染
需氧芽孢杆菌	芽孢杆菌属	18 群	炭疽
厌氧芽孢杆菌	梭菌属	18 群	破伤风、气性坏疽
形态规则无芽孢杆菌	李斯特菌属	19 群	脑膜炎
形态不规则无芽孢杆菌	棒状杆菌属	20 群	白喉
分枝杆菌	分枝杆菌属	20 群	结核、麻风
放线菌	放线菌属	21 群	放线菌病
	诺卡菌属	22～29 群	诺卡菌病
无细胞壁真细菌	支原体属	30 群	肺炎、泌尿生殖道感染
古细菌		31～35 群	未见病原菌

注释：真细菌即指比较常见的细菌；3、7、8 及 10～16 群尚未发现致病菌，未被列入表中

表 2-20　常见的病原性细菌

类别	菌名（和属名）	毒力	传染途径	主要所致疾病
革兰氏阳性球菌	金黄色葡萄球菌（葡萄球菌属）	血浆凝固酶 肠毒素 溶血素 杀白细胞素	创伤 消化道	化脓性感染 毒素性疾病
	乙型溶血性链球菌（链球菌属）	透明质酸酶 链激酶 链道酶 溶血素 红疹毒素	创伤 呼吸道	化脓性感染 毒素性疾病 变态反应性疾病
	肺炎链球菌（链球菌属）	荚膜	呼吸道	大叶性肺炎
革兰氏阴性球菌	脑膜炎奈瑟菌（奈瑟菌属）	内毒素	呼吸道	流行性脑脊髓膜炎
	淋病奈瑟菌（奈瑟菌属）	内毒素	泌尿生殖道	淋病
革兰氏阴性杆菌	伤寒沙门菌 副伤寒沙门菌 肠杆菌（沙门菌属）	Vi 抗原 内毒素	消化道	肠热症 食物中毒
	痢疾志贺菌 福氏志贺菌 宋内志贺菌（志贺菌属）	菌毛 内毒素	消化道	细菌性痢疾
	铜绿假单胞菌（假单胞菌属）	内毒素 外毒素	外伤、烧伤	化脓性感染 败血症
	百日咳鲍特菌（鲍特菌属）	荚膜 内毒素 外毒素	呼吸道	百日咳
革兰氏阴性弧菌	霍乱弧菌 副溶血性弧菌（弧菌属）	霍乱肠毒素 鞭毛、菌毛	消化道	霍乱 食物中毒
革兰氏阳性杆菌	白喉棒状杆菌（棒状杆菌属）	白喉毒素	呼吸道	白喉
抗酸菌	结核分枝杆菌（分枝杆菌属）	菌体组分	呼吸道 消化道 破损皮肤、黏膜	结核病
	麻风分枝杆菌（分枝杆菌属）		呼吸道黏膜 破损皮肤	麻风
革兰氏阳性厌氧芽孢菌	破伤风梭菌（梭状芽孢杆菌属）	破伤风痉挛毒素荚膜、透明质酸酶、胶原酶、卵磷脂酶 肉毒毒素	创伤	破伤风
	产气荚膜梭菌（梭状芽孢杆菌属）		创伤	气性坏疽
	肉毒梭菌（梭状芽孢杆菌属）		消化道	食物中毒
革兰氏阳性需氧芽孢菌	炭疽芽孢杆菌（芽孢杆菌属）	荚膜 炭疽毒素	皮肤黏膜 呼吸道 消化道	炭疽

第三章 噬菌体

噬菌体的生物学性状

噬菌体的个体小,电镜下面才可瞧。多数形似蝌蚪状,分为头尾两部分,头含核酸蛋白质,尾有受体能吸附。噬菌体有抗原性,刺激人体产抗体。抵抗力比细菌强,紫外线照较敏感。

表 3-1 噬菌体的生物学性状

噬菌体	说明
形态结构	噬菌体形体微小,需用电子显微镜才能观察,呈蝌蚪形、微球形或丝状等形态,大多数呈蝌蚪形,由头部和尾部构成
化学组成	头部衣壳和尾部均由蛋白质构成,头部衣壳内有噬菌体的遗传物质DNA或RNA,尾部有识别宿主细胞受体的吸附结构
抗原性	噬菌体具有抗原性,能刺激机体产生特异性抗体
抵抗力	对理化因素的抵抗力比一般细菌繁殖体强,经75℃作用30min以上才失去活性,对紫外线敏感

噬菌体的类型

菌之病毒噬菌体,温和毒性两类型。

表 3-2 毒性噬菌体与温和噬菌体比较

	毒性噬菌体	温和噬菌体
定义	能在宿主菌细胞内复制增殖,产生许多子代噬菌体,并最终裂解细菌	噬菌体基因组整合于宿主菌染色体上,不产生子代噬菌体,不引起细菌裂解,核酸随细菌基因组复制而复制,并随细菌分裂而分配到子代细菌的基因组中,使子代细菌成为溶原性细菌
复制方式	溶菌周期	溶菌周期与溶原周期
与宿主菌作用结果	裂解细菌,在平板上形成噬斑	产生溶原性转换,可自发或经外在因素作用,终止溶原周期进入溶菌周期而裂解细菌

毒性噬菌体在宿主菌内复制增殖过程

吸附穿入菌体内,复制噬菌体核酸,增殖成熟后释放,新菌又可被感染。

表 3-3 毒性噬菌体在宿主菌内复制增殖过程

增殖过程	说明
吸附	噬菌体表面吸附蛋白与宿主菌表面受体发生特异性结合的过程
穿入	有尾噬菌体借助尾部末端溶菌酶将细菌细胞壁打孔,将头部核酸注入到菌体内;其他噬菌体以脱壳方式使核酸进入宿主菌内
生物合成	在宿主菌内,噬菌体一方面转录生成 mRNA,翻译成噬菌体所需的与其生物合成有关的酶、调节蛋白质等;另一方面以噬菌体核酸为模板,大量复制子代噬菌体的核酸
成熟与释放	子代噬菌体蛋白与核酸合成后,装配成完整的成熟噬菌体,裂解宿主菌释放出子代噬菌体,又可感染新的宿主菌

噬菌体的应用

分子生物学研究,细菌鉴定与分型,感染诊断与治疗,均可应用噬菌体。

表 3-4 噬菌体的应用

用途	说明
细菌学鉴定与分型	噬菌体与宿主菌具有高度特异性,故可用于未知细菌的鉴定与分型
分子生物学研究	噬菌体基因组小,结构简单,培养方便,生长迅速,变异与遗传易于控制和辨认,是分子生物学研究的重要工具
细菌感染的诊断与治疗	在某些局部感染时,可用噬菌体作为一种辅助诊断与治疗手段

第四章 细菌的遗传与变异

一、细菌的遗传物质

细菌的遗传物质

细菌遗传五物质：细菌质粒染色体，转座因子整合子，还有噬菌体基因。

表 4-1 细菌的遗传物质

细菌的遗传物质	说明
细菌的染色体	由一条环状双螺旋 DNA 分子组成。绝大部分遗传信息由细菌染色体携带，决定细菌的基因型
质粒	是细菌染色体以外的遗传物质，是存在于细胞质中的环状闭合双链 DNA
转座因子	是一类在细菌染色体、质粒或噬菌体之间自行移动的遗传成分，可分为插入序列和转座子两类
整合子	是一种运动性的 DNA 分子，具有独特结构，可捕获和整合外源性基因，使之转变为功能性基因的表达单位
噬菌体基因组	也是赋予宿主菌生物学性状的遗传物质，参与细菌的遗传与变异

细菌染色体特征

细菌染色体特征，归纳起来有 7 种。

表 4-2 细菌染色体的特征

细菌染色体特征	说明
相对较小	只有一个复制起始起点
组成操纵子结构	转录一条 mRNA 链，然后分别合成各自的蛋白质
基因是连续的	结构基因间没有内含子
大部分 DNA 用于编码蛋白质	只有极少部分为非编码序列
基因重叠现象较少	大多数编码序列不会重叠
多为单拷贝	但编码 rRNA 的基因 rDNA 是多拷贝的
具有多种功能识别区	这些区域常有特殊的序列

质粒的分类

细菌质粒有五种,各种功能不相同。

表 4-3 质粒的分类

分类	说明
致育质粒（F 质粒）	含 F 质粒细菌有性菌毛,称雄性菌;不含 F 质粒则无性菌毛,称雌性菌
耐药质粒（R 质粒）	以接合方式传递的为接合性质粒,不能以接合方式传递的为非接合性质粒
毒力质粒（Vi 质粒）	编码毒性多肽
细菌素质粒	编码细菌素
代谢质粒	编码某些代谢性酶类

整合子的结构

整合子可分两区：保守区与可变区。

表 4-4 整合子结构

分区	部位	结构特点
保守区	位于两端	其中 5′末端含有整合酶基因、重组位点和启动子
可变区	位于中间	含有一个或多个基因盒,多为耐药基因

转座因子分类

转座因子有两种：插入序列转座子。

表 4-5 转座因子分类

分类	结构
插入序列（IS）	两端有反向重复序列,中间有编码转座酶、转录调节蛋白的基因
转座子（Tn）	两端有插入序列,中间含有耐药性基因、抗重金属基因

二、常见的细菌变异现象及机制

细菌的变异现象

细菌变异有多种：抗原菌落耐药性,形态结构与毒力,第六变异酶活性。

表 4-6 细菌变异现象

细菌变异现象	举例
形态与结构变异	细菌 L 型、H-O 变异等
毒力变异	卡介苗（BCG）、白喉棒状杆菌产生白喉毒素等
耐药性变异	对一种或多种抗生素产生耐药性
菌落变异	S-R 变异
抗原性变异	沙门菌 H 抗原 Ⅰ 相与 Ⅱ 相的相互转换
酶活性变异	某种酶活性改变导致的营养缺陷型变异

细菌变异的机制

基因突变是机制，还有重组与转移。

表 4-7 细菌变异的机制

细菌变异的机制	说明
基因突变	遗传物质发生突然而稳定的改变
基因转移与重组	外源性遗传物质由供体菌转入受体菌细胞内的过程称为基因转移；转移的基因在胞质中进行复制与表达，或与受体菌 DNA 整合在一起，称为基因重组，其方式有转化、接合、转导、溶原性转换和原生质体融合等

三、基因的转移与重组

细菌基因转移与重组的方式

基因转移与重组，基本方式有五种：供菌直转称转化，噬体帮递为转导，噬体整合是转换，性毛接合传耐药，第五两菌染色体，原生质体相融合。

表 4-8 基因转移与重组的方式

类型	基因来源	转移方式
转化	供体菌	主动摄入
接合	供体菌	通过性菌毛
转导	供体菌	噬菌体为载体
溶原性转换	噬菌体	噬菌体感染
原生质体融合	两菌的染色体	原生质体融合

表 4-9 普遍性转导与局限性转导的比较

	普遍性转导	局限性转导
基因转移发生的时间	裂解期包装	溶原期终止
转导的遗传物质	供体菌染色体片段或质粒	噬菌体 DNA 整合于供体菌染色体上相邻部位的特定基因
转导的后果	完全转导或流产转导	受体菌获得供体菌 DNA 的特定基因
转导错误频率	为受体菌的 10^{-7}	较高,为受体菌的 10^{-6}

基因突变规律

基因突变有规律,基本规律有四种。

表 4-10 基因突变规律

基因突变规律	说明
自发突变与诱发突变	自发突变是自然发生的突变,诱发突变是人工诱导产生的突变
突变率	自发突变率是每一世代 $10^{-9} \sim 10^{-6}$,诱发突变率是每一世代 $10^{-6} \sim 10^{-4}$
突变与选择	影印试验可证实
回复突变与抑制突变	突变株有时经过再次突变可回复野生型的性状,这种再次突变称为回复突变;回复突变通常是抑制基因突变,抑制了第一次突变所致性状的改变

突变型细菌及其分离

细菌突变四类型,均可分离与鉴定。

表 4-11 突变型细菌及其分离

细菌突变型	分离鉴定方法
抗性突变型	如耐药性突变,可用影印试验筛选耐药突变株
营养缺陷突变型	在培养时提供细菌不能合成的某种营养物质,作为选择培养基筛选
条件致死性突变型	改变培养时的条件(如温度等)进行筛选
发酵阴性突变型	如乳糖发酵阴性突变型细菌,可根据乳糖发酵时的 pH 改变,判断和筛选乳糖发酵阴性突变株

细菌遗传变异在医学上的意义

细菌遗传与变异,医学临床有意义。

表 4-12 细菌遗传变异在医学上的意义

应用范围	意义
疾病诊断	充分了解细菌的变异现象,才能正确诊断细菌感染性疾病
疾病治疗	监测细菌耐药性变异、注意耐药谱的变化和耐药机制的研究,有利于指导正确选用抗菌药物治疗,防止耐药菌株的扩散
疾病预防	选用毒力减弱而免疫原性保留的菌株制成减毒活疫苗,可成功地预防某些传染病
流行病学研究	将分子生物学的分析方法,应用于流行病学调查,追踪基因的转移与播散,有其独特优点
检测致癌物质	凡能诱导细菌突变的物质,也可诱发人体细胞的突变,这些物质有可能是致癌物质。Ames 试验就是依据细菌的致突变试验检测致癌物质的原理设计的
基因工程技术	运用基因工程方法产生新型疫苗,为预防传染病开辟了新途径

第五章 细菌耐药性

一、抗菌药物的分类及作用

抗菌药物的分类

抗菌药物种类多,主要抑杀病原体。有的还能抗肿瘤,环孢霉素调免疫。

表 5-1 抗菌药物的种类(按化学结构与性质分类)

分类	代表药物
β-内酰胺类	青霉素类、头孢菌素类、头霉素、单环 β-内酰胺类、碳青霉烯类、β-内酰胺酶抑制药(如克拉维酸)等
大环内酯类	红霉素、螺旋霉素、交沙霉素、罗红霉素、阿奇霉素等
氨基糖苷类	链霉素、庆大霉素、卡拉霉素、妥布霉素、阿米卡星等
四环素类	四环素、强力霉素、米诺环素等
氯霉素类	氯霉素、甲砜霉素等
化学合成药物	喹诺酮类(诺氟沙星、环丙沙星)、磺胺类、甲氧苄啶
抗结核药物	利福平、异烟肼、乙胺丁醇、吡嗪酰胺等
多肽类抗生素	多黏菌素类、万古霉素、杆菌肽
抗真菌药物	灰黄霉素、两性霉素 B、克霉唑、制霉菌素、伊曲康唑等
抗肿瘤抗生素	丝裂霉素、放线菌素、博来霉素、多柔比星(阿霉素)等
免疫抑制剂	环孢素

抗菌药物的作用机制

干扰胞壁之合成,损伤胞膜之功能,蛋白合成受阻碍,抑制核酸之合成,有的能杀病原体,有的抑制其增殖。

表 5-2 抗菌药物的作用机制

抗菌药物作用机制	说明	代表药物
干扰细菌的细胞壁合成	β-内酰胺类抗生素可与细胞膜上的青霉素结合蛋白结合,阻碍肽聚糖合成,使细胞壁合成受阻	β-内酰胺类、万古霉素、杆菌肽、环丝氨酸

续表

抗菌药物作用机制	说明	代表药物
损伤细胞膜功能	①细胞膜受损，胞质外漏 ②细胞膜中固醇类合成受阻，细胞膜通透性增加	多黏菌素类 两性霉素B、制霉菌素、酮康唑
影响蛋白质合成	作用于细菌核糖体的大、小亚基	氨基糖苷类、四环素类、氯霉素、红霉素、林可霉素
抑制核酸合成	不同药物影响细菌繁殖时DNA的复制或RNA的转录过程	利福平、喹诺酮类、磺胺类、甲氧苄啶

二、细菌的耐药性

细菌耐药性常用名词

临床细菌耐药性，常用名词记分明。

表5-3 细菌耐药性重要名词

名词	概念
细菌耐药性	亦称抗药性，指细菌对药物的相对抵抗性。当细菌从对药物敏感状态转变为不敏感状态时，一般称其具有了耐药性
多重耐药性	细菌同时对多种作用机制不同、结构不同的抗菌药物产生耐药性的现象
交叉耐药	细菌对某一药物产生了耐药性后，同时对另一作用机制相似的抗菌药物也产生抗药性的现象
固有耐药性	亦称细菌天然耐药性，指某些细菌对某些抗菌药物天然不敏感，与亲代遗传有关，具有种属特异性
获得耐药性	细菌自身DNA发生改变而导致产生了耐药性表型，常由于基因突变和获得新基因而产生

表5-4 常见的耐药细菌

分类	细菌名称
革兰氏阴性杆菌	大肠埃希菌、肺炎克雷伯菌、铜绿假单胞菌等
革兰氏阳性球菌	金黄色葡萄球菌、肠球菌、肺炎链球菌等
其他致病菌	奈瑟菌、志贺菌、沙门菌等

细菌耐药性的遗传机制

细菌耐药分两类：固有耐药获得性。固有耐药属遗传，获得耐药又分二。

一是染色体突变，二可传递耐药性，转座整合子介导，耐药质粒可转移。

表 5-5 细菌耐药的遗传机制

细菌耐药的遗传机制	说明
固有耐药性	指细菌对某些抗菌药物天然不敏感,缺乏药物作用的靶位
获得耐药性	指细菌 DNA 的改变导致其获得了耐药性表型
染色体突变	染色体的有些突变可赋予细菌耐药性
可传递耐药性	
R 质粒的转移	一种质粒可带数种耐药性基因群,通过细菌间接合、转化作用将耐药质粒转移到细菌群中
转座子介导的耐药性	可在染色体中跳跃移动,实现细菌间的基因转移和交换,使结构基因产物增多,宿主细胞失去对药物的敏感性
整合子	整合子是移动性 DNA 序列,在细菌耐药性的传播和扩散中起重要的作用
多重耐药性	指细菌同时对多种作用机制不同或结构完全各异的抗菌药物具有耐药性

细菌耐药的生化机制

有的产生钝化酶,破坏抗菌药活性;作用靶位已改变,细菌对药不敏感;
壁膜通透性降低,药物难入细菌内;主动外排有机制,降低菌内药浓度;
自身代谢可改变,逃避药物之作用;产生代谢拮抗物,抗菌作用受抑制。

表 5-6 细菌耐药的生化机制

细菌耐药的生化机制	说明
产生钝化酶	钝化酶由耐药菌株产生,具有破坏或灭活抗菌药物活性的作用。如 β-内酰胺酶、氨基糖苷类钝化酶、氯霉素乙酰转移酶等
药物作用靶位改变	细菌改变抗菌药物作用靶点的蛋白质结构和数量,使抗菌药失去靶点和(或)亲和力降低,使细菌对抗菌药不再敏感
使抗菌药物渗透障碍	细菌的细胞壁障碍和(或)外膜通透性发生改变,使抗菌药不能进入细菌内
主动外排机制	有些细菌外膜上有特殊的药物主动外排系统,使菌体内药物浓度不足,难以发挥抗菌作用
其他机制	有的细菌可改变自身代谢状态而逃避抗菌药物的作用;有的细菌可产生大量代谢拮抗剂来抑制抗菌药

细菌耐药性的控制策略

合理使用抗生素,消毒隔离要严密,研制新型抗菌药,研制质粒消除剂,药政管理应加强,抗菌药行"轮休"制。

表 5-7 细菌耐药性的控制策略

控制细菌耐药性的措施	说明
合理使用抗菌药物	通过药敏试验选用抗菌药物,严格掌握抗菌药物的局部作用、预防应用和联合用药,避免滥用抗菌药
严格执行消毒隔离制度	防止耐药菌的交叉感染
加强药物管理	抗菌药物必须凭处方供应,农牧业尽量避免使用供临床应用的抗菌药物
研制新型抗菌药物	寻找和研制对耐药菌有活性的抗菌药物
研制质粒消除剂	此类制剂可防止耐药性的产生和转移
抗菌药物的"轮休"	有计划地将抗菌药物分期分批交替使用

第六章 细菌感染与免疫

一、正常菌群与机会致病菌

人体正常菌群

人体与外相通处，正常菌群有分布。

表 6-1 人体常见的正常菌群

部位	主要菌类
皮肤	葡萄球菌、链球菌、类白喉棒状杆菌、铜绿假单胞菌、丙酸杆菌、白假丝酵母菌、非致病性分枝杆菌
口腔	葡萄球菌、甲型和丙型链球菌、肺炎链球菌、非致病性奈瑟菌、乳杆菌、类白喉棒状杆菌、放线菌、螺旋体、白假丝酵母菌、梭杆菌
鼻咽腔	葡萄球菌、甲型和丙型链球菌、肺炎链球菌、非致病性奈瑟菌、类杆菌
外耳道	葡萄球菌、类白喉棒状杆菌、铜绿假单胞菌、非致病性分枝杆菌
眼结膜	葡萄球菌、非致病性奈瑟菌、干燥棒状杆菌
肠道	大肠埃希菌、双歧杆菌、产气肠杆菌、变形杆菌、铜绿假单胞菌、葡萄球菌、肠球菌、类杆菌、产气荚膜梭菌、破伤风梭菌、真菌、乳杆菌、白假丝酵母菌
尿道	葡萄球菌、类白喉棒状杆菌、非致病性分枝杆菌
阴道	乳杆菌、类白喉棒状杆菌、非致病性奈瑟菌、白假丝酵母菌

正常菌群的生理作用

（1）

生物拮抗抗感染，某些产物有营养，参与免疫有作用，还可抗癌抗衰老。

（2）

人皆有之，正常菌群，营养免疫，拮抗细菌。

表 6-2 正常菌群的生理作用

正常菌群生理作用	说明
生物拮抗	阻止外来致病菌突破皮肤黏膜生理屏障而侵袭机体，维持菌群内部平衡，保护机体免受感染
营养作用	正常微生物群参与了机体物质代谢、营养物质转化及合成

正常菌群生理作用	说明
免疫作用	正常菌群作为抗原既能促进机体免疫器官的发育，也可刺激免疫系统产生交叉免疫保护作用
抗衰老作用	正常菌群中的双歧杆菌、乳杆菌及肠球菌等许多细菌具有抗衰老作用
抗肿瘤作用	正常菌群具有一定的抗肿瘤作用

正常菌群变为机会致病菌的条件

（1）

寄居部位有改变，宿主免疫功能低，菌群比例或失调，正常菌群可致病。

（2）

条件致病，菌群失调，免疫低下，定居移位。

表 6-3　正常菌群变为机会致病菌的条件

正常菌群变为机会致病菌的条件	说明
正常菌群寄居部位的改变	如大肠埃希菌进入尿道或手术无菌操作消毒不严致大肠埃希菌进入伤口、血液、腹腔等，将引起泌尿系统感染或伤口感染
宿主免疫功能低下	应用大剂量皮质激素、抗肿瘤药物及放疗、艾滋病患者晚期，机体免疫功能低下，正常菌群可穿透黏膜屏障引起局部或全身性感染
菌群失调	由于某种原因使某一部位正常菌群各菌种之间比例发生较大幅度变化而产生的病症，常引起二重感染或重叠感染

表 6-4　引起人类感染的常见机会致病菌

大肠埃希菌
肺炎克雷伯菌
铜绿假单胞菌
奇异变形杆菌与普通变形杆菌
产气杆菌与阴沟杆菌
黏质沙雷菌、臭味沙雷菌与普城沙雷菌
凝固酶阴性葡萄球菌

二、细菌的致病作用

细菌的致病性

细菌毒力两方面,包括毒素侵袭力。细菌侵入之数量,侵入途径要适宜。

表 6-5　细菌的致病性

细菌致病性	说明
细菌毒力	
侵袭力	
黏附素	有菌毛黏附素和非菌毛黏附素两类。它们与宿主细胞表面的黏附素受体结合,然后侵入细胞
荚膜	能抗宿主吞噬细胞和抵抗体液中杀菌物质的作用,使致病菌能在宿主体内大量繁殖和扩散
侵袭性物质	有侵袭素和侵袭性酶类(如葡萄球菌血浆凝固酶、透明质酸酶、特异性蛋白酶等)
细菌生物被膜	能阻挡抗生素的渗入和机体免疫系统对细菌的杀伤作用
毒素	
外毒素	可分为神经毒素、细胞毒素和肠毒素三大类。其毒性强,对宿主细胞有选择性作用,可引起特殊临床表现
内毒素	在大多数革兰氏阴性菌死亡裂解后释放出来,可引起发热反应、白细胞反应、内毒素血症与内毒素性休克、DIC 等病理变化
细菌侵入数量	要有足够的细菌数量侵入机体致病
细菌侵入途径	细菌要有适宜的侵入途径或部位,才能引起机体感染

具有侵袭力的致病微生物

某些致病微生物,具有较强侵袭力。

表 6-6　具有侵袭能力的致病微生物举例

微生物	疾病
痢疾志贺菌	细菌性痢疾
伤寒、鼠伤寒沙门菌	肠热症、胃肠炎
侵袭性大肠埃希菌	腹泻(类似痢疾)
肺炎链球菌	脑膜炎、肺炎
流感嗜血杆菌	脑膜炎、肺炎

续表

微生物	疾病
李斯特单胞菌	李斯特菌病
结核分枝杆菌	结核病
布鲁菌	布鲁菌病（波浪热）
耶尔森菌	鼠疫、胃肠炎
伯氏疏螺旋体	莱姆病
梅毒螺旋体	梅毒

细菌黏附素

细菌具有黏附素，宿主细胞有受体。二者特异性结合，侵入人体可致病。

表 6-7　细菌黏附素与受体举例

微生物	黏附素	受体
金黄色葡萄球菌	脂磷壁酸	纤连蛋白
表皮葡萄球菌	胞外多糖	未知
A 群链球菌	LTA-M 蛋白复合体	纤连蛋白
肺炎链球菌	表面蛋白	N-乙酰氨基己糖半乳糖
大肠埃希菌	Ⅰ型菌毛	D-甘露糖
	定居因子抗原Ⅰ	
	P 菌毛	P 血型糖脂
其他肠道细菌	Ⅰ型菌毛	D-甘露糖
淋病奈瑟菌	菌毛	GD1-神经节苷脂
梅毒螺旋体	P1、P2、P3	纤连蛋白
衣原体	表面凝集素	N-乙酰葡糖胺
肺炎支原体	P1 蛋白	唾液酸
霍乱弧菌	Ⅳ型菌毛	岩藻糖和甘露糖

表 6-8　组织趋向性举例

微生物	组织
脑膜炎奈瑟菌	鼻咽上皮、血管内皮
淋病奈瑟菌	尿道上皮
霍乱弧菌	肠上皮

续表

微生物	组织
百日咳鲍特菌	呼吸道上皮
幽门螺杆菌	胃黏膜
A 群链球菌	鼻咽上皮
空肠弯曲菌	肠上皮
肺炎支原体	呼吸道上皮

细菌毒素

细菌分泌外毒素，性属蛋白不稳定，毒性强有特异性，抗原性强产抗体。

胞壁产生内毒素，脂多糖类性稳定，中毒症状无特异，抗原性弱无抗体。

表 6-9 外毒素和内毒素的区别

特性	外毒素	内毒素
来源	革兰氏阳性菌和部分革兰氏阴性菌	革兰氏阴性菌细胞壁
释放方式	分泌	细胞壁破裂
化学性质	蛋白质	脂多糖
热稳定性	不稳定（金葡菌肠毒素除外）	稳定（耐热，100℃ 1 小时）
基因位置	质粒或噬菌体	细菌染色体
毒性	高（致死量约 1μg）	低（致死量数百微克）
临床表现	依不同外毒素而不同	发热、休克（不同细菌内毒素基本相似）
典型疾病	破伤风、肉毒素中毒、白喉等	细菌性脑膜炎、G$^-$菌败血症等
作用机制	多样	主要是诱导细胞因子（TNF、IL-1 等）
抗原性	强，可诱导机体产生高效价抗毒素	弱，产生的抗体无保护性
疫苗	类毒素	不能制成类毒素，无疫苗可用

外毒素

外毒素，有多种，引起症状有特异。

表 6-10 外毒素的种类及作用特点

类型	细菌	外毒素	疾病	作用机制	症状和体征
神经毒素	破伤风梭菌	破伤风痉挛毒素	破伤风	阻断上下神经元间正常抑制性神经递质的释放	骨骼肌强直性痉挛
	肉毒梭菌	肉毒毒素	肉毒素中毒	抑制胆碱能神经释放乙酰胆碱	肌肉弛缓性麻痹
细胞毒素	白喉棒状杆菌	白喉毒素	白喉	抑制细胞蛋白质合成	局部假膜、肾上腺出血、心肌损伤、外周神经麻痹
	葡萄球菌	TSST-1	TSS	增强对内毒素休克的敏感性	发热、皮疹、休克
		表皮剥脱毒素	烫伤样皮肤综合征	增加表皮与真皮的距离	表皮剥脱性病变
	A群链球菌	致热外毒素	猩红热	破坏毛细血管内皮细胞	猩红热皮疹
肠毒素	霍乱弧菌	肠毒素	霍乱	激活肠黏膜腺苷环化酶，增高细胞内cAMP水平	小肠上皮细胞内水、Na^+大量丢失，腹泻、呕吐
	肠产毒性大肠埃希菌	肠毒素	腹泻	不耐热肠毒素同霍乱肠毒素，耐热肠毒素使细胞内cGMP增高	同霍乱毒素
	产气荚膜梭菌	肠毒素	食物中毒	同霍乱肠毒素	呕吐、腹泻
	金黄色葡萄球菌	肠毒素	食物中毒	作用于呕吐中枢	呕吐为主，腹泻

细菌对吞噬细胞活性的抵抗

吞噬细胞能杀菌，细菌也有抵抗力。二者相互作斗争，炎症反应可引起。

表 6-11 细菌对吞噬细胞活性的抵抗

细菌	抵抗方式	作用机制或作用因子
链球菌	杀死吞噬细胞 抑制吞噬细胞的趋化作用 抗吞噬作用 抗细胞内消化作用	链球菌溶血素诱导溶酶体酶向细胞质中释放 链球菌溶血素 M蛋白 细胞壁肽聚糖多糖复合物
葡萄球菌	杀死吞噬细胞 抑制调理吞噬作用 抗细胞内杀菌作用	杀白细胞素诱导溶酶体酶向细胞质中释放 蛋白质A，封闭抗体Fc段 细胞壁肽聚糖

续表

细菌	抵抗方式	作用机制或作用因子
炭疽芽孢杆菌	杀死吞噬细胞 抗细胞内杀菌作用	毒性复合物 荚膜多糖
流感嗜血杆菌 肺炎链球菌 肺炎克雷伯菌	抗吞噬作用（无抗体存在时） 抗细胞内消化作用	荚膜多糖
铜绿假单胞菌	抗吞噬作用（无抗体存在时） 抗细胞内消化作用	"表面黏液"（多糖）
大肠埃希菌	抗吞噬作用（无抗体存在时） 抗细胞内杀菌作用	O抗原、K抗原 K抗原
伤寒沙门菌	抗吞噬作用（无抗体存在时） 抗细胞内杀菌作用	Vi抗原 ?
流产布鲁菌	抗细胞内杀菌作用	细胞壁物质
结核分枝杆菌	抗细胞内杀菌和消化作用	细胞壁构造
麻风分枝杆菌	抑制溶酶体融合	?

三、宿主的免疫防御机制

宿主免疫防御机制概况

免疫防御在宿主，分为特异非特异。

（一）非特异性免疫（固有免疫）

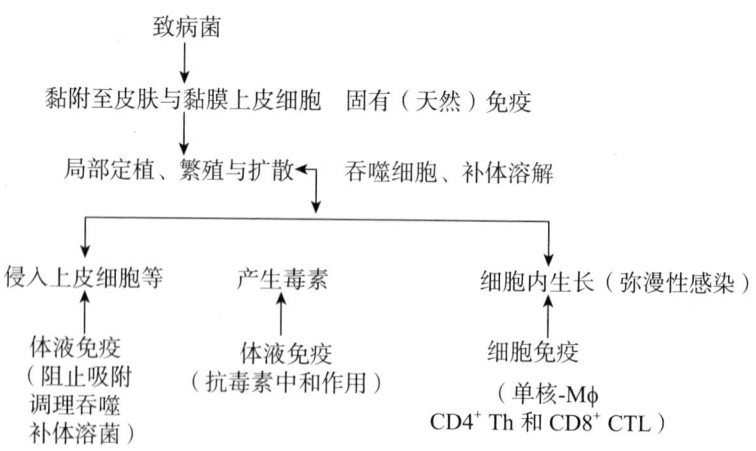

图6-1 致病菌感染过程和机体免疫防御作用示意图

抗感染的非特异性免疫机制

屏障结构能阻挡，吞噬细胞能杀菌，体液因素有补体，溶菌酶和防御素。

表 6-12 抗感染的非特异性免疫机制

非特异性免疫机制	说明
屏障结构	
皮肤、黏膜的屏障作用	①阻挡、排除病原微生物；②分泌多种杀菌物质；③正常菌群构成微生物屏障；④冲洗——泪、尿、唾液、内脏中的液体，咳嗽和打喷嚏
血脑屏障	阻挡病原体及毒性产物从血流进入脑组织，保护中枢神经系统
胎盘屏障	阻止母体内的病原微生物进入胎儿体内，保护胎儿免受感染
吞噬细胞的吞噬作用	病原体可被完全吞噬或不完全吞噬，也能造成组织损伤、炎症反应
自然杀伤细胞	为非特异性免疫细胞
体液因素	
补体	激活后发挥趋化、调整、溶菌、溶细胞等防御作用
溶菌酶	使革兰氏阳性菌细胞壁裂解而溶菌
防御素	作用于胞外菌，破坏细胞膜而溶菌
其他物质	乙型溶素、吞噬细胞杀菌素、组蛋白、乳素、正常调理素等也有抑菌或杀菌作用

吞噬细胞产生的活性介质

吞噬细菌能杀菌，活性介质立功勋。

有的介质依赖氧，有的无氧也杀菌。

表 6-13 吞噬细胞产生的活性介质

氧依赖杀伤性介质	非氧依赖杀伤性介质
活化氧中介物（$^1O_2$、OH^-、O_2^-、H_2O_2、$HOCl$） 活化氮中介物（NO、NO_2^-、NO_3^-）	防御素、溶菌酶、水解酶、巨噬细胞产生的肿瘤坏死因子等

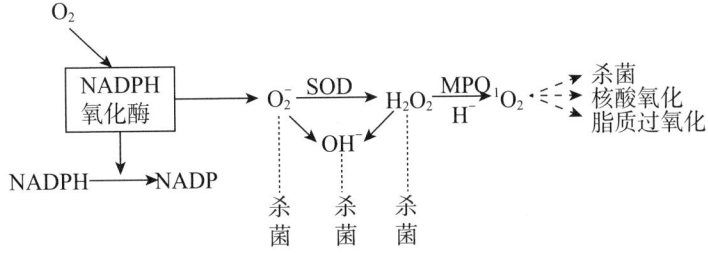

图 6-2 吞噬细胞氧化性杀菌机制

NADPH：还原型辅酶Ⅱ；SOD：超氧化物歧化酶；O_2^-：超氧离子；$^1O_2$：单线态氧；NADP：辅酶Ⅱ；MPO：髓过氧化物酶；OH^-：游离羟基

正常体液与组织中的抗菌物质

正常体液与组织，多种物质能抗菌。

表 6-14 正常体液与组织中的抗菌物质

抗菌物质	主要来源	化学性质	作用对象
补体	血清	正常球蛋白	革兰氏阴性菌、螺旋体、病毒
溶菌酶	吞噬细胞溶酶体、唾液、泪液、乳汁等	碱性多肽	革兰氏阳性菌
乙型溶素	血清	碱性多肽	革兰氏阳性菌
吞噬细胞杀菌素	中性粒细胞	碱性多肽	多种细菌
组蛋白	淋巴系统	碱性多肽	革兰氏阴性菌
白细胞素	中性粒细胞	碱性多肽	革兰氏阴性菌
血小板素	血小板	碱性多肽	革兰氏阴性菌
正铁血红素	红细胞	含铁卟啉	革兰氏阴性菌
转铁蛋白	血清	假球蛋白	需铁细菌
精素、精胺碱	胰、肾、前列腺	碱性多肽	革兰氏阳性菌
乳素	乳汁	蛋白质	革兰氏阳性菌
正常调理素	血清	蛋白质	多种细菌

（二）特异性免疫（适应性免疫）

细菌的特异性免疫

体液免疫产抗体，细胞免疫杀病菌，还有黏膜免疫系，产生 Ig 能分泌。

表 6-15 特异性免疫效应机制

特异性免疫效应机制	说明
体液免疫——产生抗体	抑制病原体黏附
	调理吞噬作用
	中和细菌外毒素
	抗体与补体联合溶菌作用
	抗体依赖性细胞介导的细胞毒作用
细胞免疫	
细胞毒性 T 细胞（CTL）	特异性直接杀伤靶细胞
Th1 细胞	分泌多种细胞因子，参与抗胞内寄生微生物的感染；活化巨噬细胞；辅助 CTL 的分化成熟、促进 NK 细胞的杀伤作用
黏膜免疫系统	产生具有局部免疫作用的保护性免疫分子，即分泌型 IgA（sIgA），阻止病原体从黏膜侵入体内

表 6-16 抗菌免疫机制

免疫因素	免疫机制
中性粒细胞	吞噬细菌后，经依赖氧和不依赖氧的机制杀死细菌，主要是化脓性细菌
巨噬细胞	吞噬细菌后，经依赖氧和不依赖氧的机制杀死细菌，活化的巨噬细胞可有效杀伤胞内寄生菌。产生炎症反应并把抗原呈递给 $CD4^+T$ 细胞
补体	细菌感染早期活化旁路途径、抗原抗体复合物活化经典途径，产生趋化因子（C_{5a}）和过敏毒素（C_{3a}、C_{5a}），对细菌产生调理作用（C_{3b}），与抗体协同溶解 G^- 菌
抗体	与细菌结合可阻止黏附；调理作用、促进补体溶菌；有中和细菌毒素和有毒酶类作用
T 细胞	Th2 促进抗体生成，Th1 是胞内寄生菌感染的重要免疫因素，CTL 在某些情况下起作用

表 6-17 抗菌免疫的防御机制

防御机制	细菌或毒素类型	细菌代表
抗菌抗体	化脓性细菌	葡萄球菌、链球菌、奈瑟菌、流感嗜血杆菌、铜绿假单胞菌、大肠埃希菌、志贺菌
抗毒素	外毒素	白喉棒状杆菌、破伤风梭菌、肉毒梭菌
细胞免疫	胞内菌	结核分枝杆菌、麻风分枝杆菌、军团菌、伤寒沙门菌、布鲁菌、李斯特菌

机体对细菌抗感染免疫特征

机体抗菌防感染，免疫功能有专长；急性感染靠抗体，细胞免疫抗慢感，如果发生毒血症，抗毒素来相对抗。

表 6-18 机体对细菌的抗感染免疫特征

感染与免疫类型		免疫特征	病原菌举例
抗菌免疫	急性感染	多属胞外免疫，以体液免疫为主。主要以调理素抗体（主要为 IgM 和 IgG）通过增强吞噬细胞的吞噬和杀菌、溶菌作用实现免疫保护效应。补体的参与能加强调理作用	化脓性细菌、鼠疫耶尔森菌、炭疽芽孢杆菌、流感嗜血杆菌、霍乱弧菌
	慢性感染	多为胞内菌感染，以细胞免疫为主。主要通过致敏淋巴细胞释放多种细胞因子激活 Mφ 实现免疫保护效应	结核分枝杆菌、麻风分枝杆菌、布鲁菌属、李斯特菌、嗜肺军团菌、伤寒沙门菌等胞内寄生菌
抗毒素免疫	毒血症	外毒素致病，体液免疫。主要为抗毒素（IgG、sIgA）的中和作用，形成的复合物由吞噬细胞清除	白喉棒状杆菌、破伤风梭菌、肉毒梭菌、产气荚膜梭菌等产生的外毒素

📖 抗胞内菌免疫

发生胞内菌感染,细胞免疫主承担。

表 6-19 胞外菌和胞内菌抗菌免疫的区别

免疫因素	胞外菌	胞内菌
吞噬细胞	中性粒细胞	单核巨噬细胞
体液免疫	主要(抗体和补体)作用	局部黏膜免疫(辅助)
细胞免疫	次要作用	主要作用

四、感染的发生与发展

(一)感染的来源与传播

📖 细菌感染的来源

细菌感染有来源,分为外源与内源。

表 6-20 细菌感染的来源

细菌感染来源分类	感染的来源
外源性感染	①患者 ②带菌者 ③病畜和带菌动物
内源性感染	①正常菌群转变为机会致病菌 ②以潜伏状态存在于体内的致病菌

📖 病原菌感染的途径

病菌感染入人体,感染途径多渠道:呼吸消化泌尿道,损伤血液昆虫咬。

表 6-21 病原菌感染途径

感染途径	感染方式	疾病举例
呼吸道感染	气溶胶、飞沫吸入	肺结核、白喉、百日咳等
消化道感染	粪-口途径、食入、饮入	伤寒、痢疾、食物中毒等
泌尿生殖道感染	性接触、血液或黏膜损伤	淋病、梅毒等
损伤性感染	皮肤黏膜创伤、破损	皮肤化脓感染、破伤风等
血液途径	输血、注射、针刺	细菌败血症
昆虫叮咬	密切接触、叮咬	鼠疫、斑疹伤寒
多途径感染	可经消化道、呼吸道、创伤等	结核病、炭疽病等

性传播疾病及相关微生物

不少致病微生物，可以通过性传播。

表 6-22　性传播疾病及相关微生物

疾病	微生物
AIDS	HIV
细菌性阴道病	类杆菌、阴道加德细菌、游动沟菌亚种、人型支原体、溶脲脲原体
软下疳	杜克嗜血杆菌
衣原体感染	衣原体
巨细胞病毒感染	巨细胞病毒
生殖道疱疹	HSV
生殖器疣、宫颈癌	HPV
淋病	淋病奈瑟菌
腹股沟肉芽肿	LGV、衣原体性病淋巴肉芽肿亚种
T细胞白血病	HTLV-Ⅰ、Ⅱ型
传染性软疣	传染性软疣病毒
梅毒	梅毒螺旋体
真菌性阴道炎	白假丝酵母菌

（二）细菌感染的类型

病原菌感染类型

细菌感染多类型，主分隐性与显性。

表 6-23　病原菌感染类型

感染类型	病原菌毒力	宿主抗感染免疫	临床症状
带菌状态	显性感染后病菌未被全部消灭，与免疫力短暂平衡		轻或不明显
不感染	菌数少，毒力很弱，部位不适宜	很强	无症状
隐性感染	菌数少，毒力弱	强	不出现或很弱
潜伏感染	致病性与免疫力平衡		长期潜伏于病灶，症状轻
显性感染	数量多，毒力强	弱	有症状、机体组织功能受损
急性感染			发病急，病程短，数日到数月
慢性感染			发病慢，病程长，数月到数年
局部感染	感染局限在一定部位		疖、痈
全身感染	扩散到全身		表现形式多样，如菌血症、败血症等

四个血症

菌在局部,血有毒素;血菌未增,偶尔过路。
血菌大增,全身中毒;血菌繁殖,化脓各处。

表 6-24 细菌全身感染的临床表现

病症	病原菌	致病机制	临床症状
毒血症	局部生长繁殖	外毒素入血,损伤靶器官	产生毒性症状
菌血症	侵入血流	未在血中繁殖,一过性经过血液循环	症状轻
败血症	侵入血流	在血中大量繁殖并产生毒性产物	严重全身中毒症状
脓毒血症	侵入血流	在血中大量繁殖并在新的器官形成化脓性病灶	多发性组织器官脓肿
内毒素血症	内毒素入血	内毒素致病	发热、DIC、休克、死亡

五、医院感染

医院感染的特点

患者住院在医院,密切接触可感染。常为机会致病菌,耐药菌株治疗难。

表 6-25 医院感染的特点及分类

项目	说明
医院感染的特点	
地点	发生在医院内
感染源	以内源性感染(自身感染)为主
感染对象	在医院内活动的人群,主要为住院患者
传播方式或途径	以密切接触为主
病原菌	主要是机会致病性微生物,且多为耐药菌株
医院感染分类	
内源性医院感染	患者在医院内因自身体内寄生的微生物引起的感染
外源性医院感染	可分为交叉感染和环境感染两类

医院感染的微生态特征

医院感染有特征,常为机会致病菌。内源感染多发生,病菌具有耐药性。
多为革兰阴杆菌,保留较长传染性。

表 6-26　医院感染的微生态特征

医院感染的微生态特征	说明
微生物特点	①主要为机会致病性微生物，常为内源性感染 ②常具有耐药性：部分还是多重耐药菌株 ③常发生种类的变迁：随抗菌药物品种及其使用年代的不同而发生变迁 ④适应性强：可保留较长时间的传染性，增加了医院感染的机会
常见的微生物	90%以上为革兰氏阴性杆菌，还有病毒、真菌、衣原体、支原体等微生物

医院感染的危险因素

医院感染可发生，危险因素有多种。

表 6-27　医院感染的危险因素

医院感染的危险因素	说明
易感对象	
年龄因素	老年人和婴幼儿易发生医院感染
基础疾病	患有免疫功能缺陷、免疫功能紊乱等免疫功能低下疾病者，易发生医院感染
诊断技术与侵入性检查和治疗	
诊断技术	器官移植、血液透析和腹膜透析患者易感染
侵入性检查	支气管镜、膀胱镜、胃镜等是引起患者医院感染的危险因素
侵入性治疗	气管切开或气管插管、留置导尿管、大静脉插管、伤口引流等侵入性治疗用品易引起医院感染
损害免疫系统的因素	放疗、化疗、激素的应用均可损伤免疫系统功能，引起医院感染
其他危险因素	抗生素使用不当、住院时间过长等，易引起医院感染

医院感染的防治

消毒灭菌要严密，隔离预防不放松，合理使用抗菌药，医院感染少发生。

表 6-28　医院感染的防治

防治原则	说明
消毒灭菌	①进入人体组织或无菌器官的医疗用品必须灭菌；接触皮肤黏膜的器械用品必须消毒；提倡使用一次性注射器、输液器和血管内导管 ②污染的医疗器械和物品，均应先消毒后清洗、再消毒或灭菌 ③医务人员要了解消毒剂的性能、使用方法 ④连续使用中的物品应定期消毒或定期更换灭菌水 ⑤消毒灭菌后，应进行效果监测 ⑥经常洗手，注意手部皮肤清洁和消毒
隔离预防	是防止医院感染的一种保护性措施
合理使用抗菌药物	是降低医院感染发生率的有效手段

第七章 细菌感染的检测方法与防治原则

一、细菌感染的实验室检查

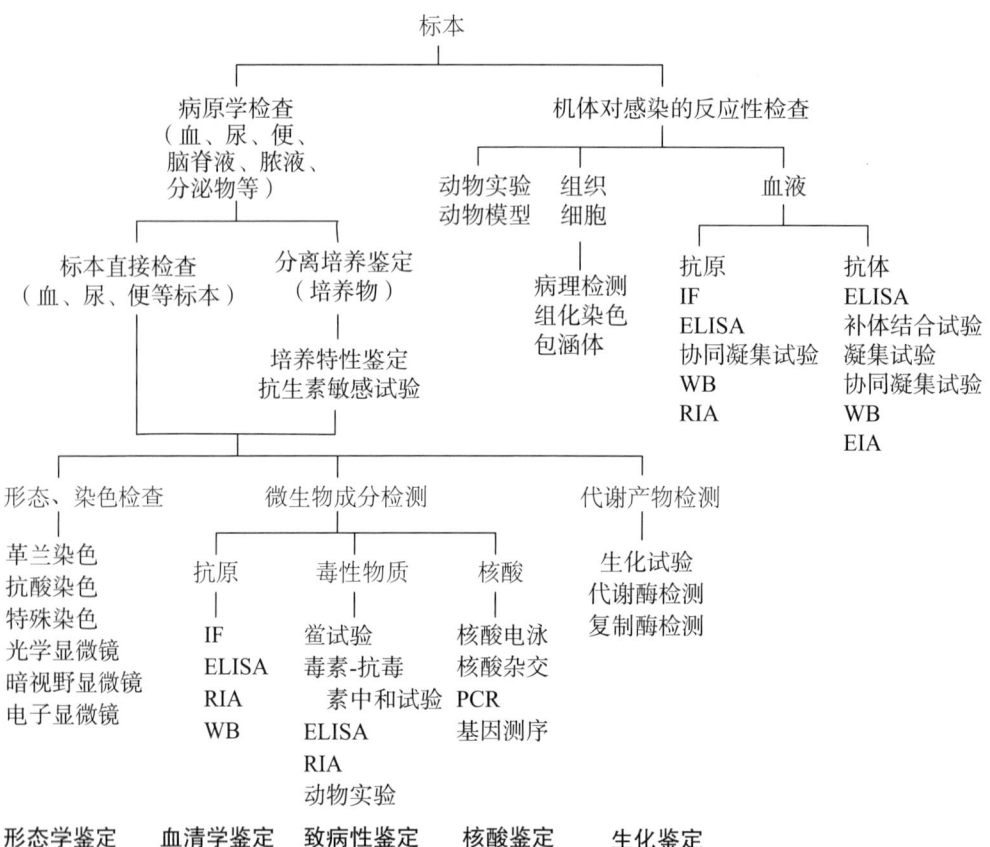

图 7-1 微生物感染的实验室检查程序
图内黑体字为微生物的鉴定项目

标本采集的注意事项

选择标本应适宜，早期无菌术采集，做好标记防差错，及时送检应注意。

表 7-1　标本采集注意事项

注意事项	说明
早期采集	尽可能在疾病早期及使用抗菌药物之前采集标本
无菌采集	避免标本被杂菌污染
选择适宜的标本和采集时机	应根据不同疾病及疾病的不同时期采集目的菌标本；尽可能采集明显病变部位的标本
宜快送检	多数细菌标本可冷藏送检，不耐寒的细菌送检中注意保温
做好标记	详细填写化验单，防止差错

不同标本中可能存在的病原菌

各种各样标本中，病菌种类不相同。

表 7-2　不同标本中可能存在的病原菌

感染类型	标本	病原菌
菌血症、败血症	血液、骨髓	金黄色葡萄球菌、A群链球菌、甲型溶血性链球菌、肺炎链球菌、沙门菌、大肠埃希菌、类杆菌、流感嗜血杆菌等
呼吸道感染	鼻咽拭子、痰液	肺炎链球菌、A群链球菌、脑膜炎奈瑟菌、白喉棒状杆菌、金黄色葡萄球菌、流感嗜血杆菌、百日咳鲍特菌、结核分枝杆菌、军团菌等
消化道感染	粪便、肛拭子	沙门菌、志贺菌、致病性大肠埃希菌、霍乱弧菌、副溶血性弧菌、弯曲菌、类杆菌、耶尔森菌、金黄色葡萄球菌
泌尿道感染	尿	大肠埃希菌、D群链球菌、变形杆菌、铜绿假单胞菌、克雷伯菌等
生殖道感染	男性尿道分泌物、前列腺液，女性宫颈拭子、阴道分泌物	淋病奈瑟菌、梅毒螺旋体等
创伤感染	脓液	金黄色葡萄球菌、化脓性链球菌、破伤风梭菌、产气荚膜梭菌、铜绿假单胞菌等
眼部感染	脓液	淋病奈瑟菌、金黄色葡萄球菌、化脓性链球菌、铜绿假单胞菌等
中耳感染	脓液	肺炎链球菌、流感嗜血杆菌、铜绿假单胞菌、变形杆菌等
骨、关节感染	脓液	金黄色葡萄球菌、结核分枝杆菌、淋病奈瑟菌、化脓性链球菌、流感嗜血杆菌等
食物中毒	剩余食物、呕吐物、粪便	金黄色葡萄球菌、沙门菌、肉毒梭菌、产气荚膜梭菌、副溶血性弧菌、致病性大肠埃希菌、空肠弯曲菌等

细菌感染的病原学检查方法

直接涂片做镜检,分离培养病原体。生化反应作鉴定,血清试验定种型,
动物实验可选用,药敏试验供选药。分子生物学技术,临床诊断新发展。

表 7-3 细菌感染的病原学检查方法

细菌感染的病原学检查法	说明
直接涂片镜检	凡是形态和染色性具有特征的致病菌,直接涂片染色后镜检有助于初步诊断
分离培养	所有标本均应做分离培养,以获得纯培养后进行鉴定
生化反应	可对致病菌进行鉴定
血清学试验	采用特异性的抗血清或抗体与分离所得纯种未知细菌进行血清学试验,可对细菌进行种、型鉴别
动物实验	用于分离、鉴定致病菌,以及测定毒株产生毒素与否
药物敏感试验	指导临床选择用药,及时控制感染
分子生物学技术	应用核酸杂交和 PCR 技术检测致病菌核酸,可用于快速诊断

抗原与抗体结合的作用

抗原抗体相结合,产生作用比较多。凝集沉淀活补体,溶胞调理与中和。

表 7-4 抗原与抗体结合的作用

作用	说明
凝集作用	抗原颗粒 + 特异性抗体,形成颗粒凝集
沉淀作用	可溶性抗原 + 特异性抗体,导致晶体形成和沉淀
补体活化	溶液中的或颗粒上的抗原 + 特异性抗体,导致补体活化
细胞溶解	细胞 + 抗细胞抗体 + 补体,导致细胞溶解
调理作用	抗原颗粒 + 抗体 + 补体,增强单核、巨噬细胞及 PMN 的吞噬作用
中和作用	毒素、病毒、酶等 + 特异性抗体,导致前者失活

表 7-5　血清学反应种类

反应名称	抗原	抗体	辅助物质 电解质	辅助物质 其他	表现形式	敏感度（以抗体蛋白质量表示，μg）
直接凝集反应	颗粒性抗原如细菌、螺旋体、红细胞等	凝集素	+	−	颗粒凝集成团	0.01
间接凝集反应	吸附可溶性抗原的颗粒——免疫微球	凝集素	+	−	免疫微球凝集成团	0.001
沉淀反应	可溶性抗原如细菌浸出液、培养滤液、血清蛋白、组织浸出液	沉淀素	+	−	生成沉淀	5～10
溶菌反应	某些革兰氏阴性菌	溶菌素	+	补体	细菌菌体裂解	0.001～0.03
溶血反应	红细胞	溶血素	+	补体	红细胞解体	
补体结合反应	颗粒性或可溶性抗原	补体结合抗体	+	补体、羊红细胞、溶血素	不溶血	0.1
免疫黏附试验	颗粒性或可溶性抗原	抗体	+	补体、红细胞	红细胞粘连成团	
中和反应	外毒素	抗毒素	+	动物、靶细胞	无病变、不死亡	0.01
	病毒	病毒中和抗体	+	鸡胚、动物组织细胞	无病变、不死亡	

较常用的血清学技术

血清检查法多种，根据需要来选用。

表 7-6　较常用的血清学技术

方法	目的	应用举例
免疫荧光技术	抗原的检测和定位	活检标本中病毒抗原（如狂犬病病毒、HSV）
酶免疫测定	同免疫荧光技术	同免疫荧光技术
ELISA	抗原或抗体的定量测定	轮状病毒等抗原、抗 HIV 等抗体
蛋白质印迹法	检测抗原特异的抗体	确证 HIV 感染
放射免疫测定	同 ELISA	同 ELISA
补体结合试验	定量测定抗体	乙型脑炎病毒等抗体
血凝抑制试验	定量测定抗体及鉴定病毒	流感病毒抗体的检测及病毒鉴定
中和试验	抗体的定量测定及抗原鉴定	肠道病毒等抗体检测

表 7-7 细菌性感染的血清学诊断

血清学试验	举例
直接凝集试验	伤寒和副伤寒（肥达试验）、斑疹伤寒（外斐试验）、波浪热等
间接胶乳试验	梅毒
冷凝集试验	支原体性原发性非典型肺炎
异嗜性凝集试验	传染性单核细胞增多症
环状试验	炭疽（Ascoli 试验）
絮状试验	梅毒双向扩散
沉淀试验	白喉毒素（Elek 平板试验）
对流免疫电泳	流行性脑膜炎
补体结合试验	立克次体病
中和试验	风湿热（抗"O"试验）

抗原抗体反应对人体的影响

抗原抗体之反应，对人有利有不利。

表 7-8 抗原抗体反应对人体的影响

反应类型	对人体有益的效应	对人体有害的影响
沉淀反应	将病原体及异物沉淀，便于吞噬	引起免疫复合物病变及自身免疫病
凝集反应	将病原体及异物沉淀，便于吞噬	同上，还引起出疹、阻塞血管
溶解反应	将病原体溶解致死	引起细胞型过敏反应
补体结合反应	促进调理吞噬、免疫粘连，消除异物	引起免疫复合物Ⅲ型超敏反应
吞噬反应	将病原体及异物吞噬消除	引起炎症浸润及组织溃烂
中和反应	将病毒及细菌毒素中和	—
嗜细胞反应	加强吞噬细胞及 NK 细胞的杀伤作用	IgE 及 IgG1、3、4 引起 Ⅰ 型超敏反应

病原菌抗原及核酸的检测

为了确定病原菌，可查核酸与抗原。

表 7-9　病原菌抗原及核酸的检测

检测物质	检测方法	用途
检测病原菌抗原	①酶联免疫技术（EIA）	可检测淋病奈瑟菌、沙门菌、大肠埃希菌等
	②协同凝集试验	可用于流行性脑脊髓膜炎、伤寒、淋病的早期诊断
	③免疫荧光技术（IF）	用于球菌、衣原体等的辅助诊断
	④对流免疫电泳（CIF）	用于检测脑膜炎奈瑟菌、肺炎链球菌或流感嗜血杆菌特异性抗原
	⑤免疫印迹技术	可检测细菌的特定蛋白质
检测病原菌核酸	①核酸杂交技术	检测细菌感染中致病菌基因，如结核分枝杆菌、幽门螺杆菌等
	②PCR 技术	检测标本中结核分枝杆菌、淋病奈瑟菌、肠产毒性大肠埃希菌的特定 DNA 片段
	③基因芯片技术	可在一个芯片上对多个标本进行多种病原菌检测

二、细菌感染的特异性预防

获得特异性免疫，获得方式有四种：自然主动与被动，人工主动与被动。

表 7-10　特异性免疫获得方式分类

种类	获得方式
自然主动免疫	患传染病、隐性感染
人工主动免疫	接种疫苗、类毒素等主动免疫
自然被动免疫	通过胎盘、初乳
人工被动免疫	注射抗毒素、丙种球蛋白、转移因子等

表 7-11　人工主动免疫与人工被动免疫的比较

区别点	人工主动免疫	人工被动免疫
免疫物质	抗原	抗体或细胞因子等
免疫出现时间	慢，2～4 周后	快，立即
免疫维持时间	长，月至数年	短，2～3 周
用途	主要用于预防	主要用于治疗或紧急预防
接种次数	多次	1 次

活疫苗与灭活疫苗的比较

灭活疫苗活疫苗，二者异同应知晓。

表 7-12　活疫苗与灭活疫苗的比较

区别点	活疫苗	灭活疫苗
制品特点	减毒或无毒的活病原微生物	灭活的病原微生物，仍保留免疫原性
接种次数	1次	多次
接种量	量小	量大
接种反应	可在体内增殖，类似轻型感染或隐性感染	在体内不增殖，可出现发热、全身或局部肿痛等
反应免疫类型	体液免疫和细胞免疫	体液免疫
免疫效果	较好，维持长（1～5年）	较差，维持短（半年～1年）
毒力回升	有可能	不可能
安全性	对免疫缺陷者有危险	安全性好
稳定性	相对不稳定	相对稳定
保存	不易保存，4℃存活2周，真空冻干可长期保存	易保存，4℃可保存1年以上
生产和成本	生产较复杂、成本高	生产简单、成本低

表 7-13　常用的细菌性疫苗

细菌	疫苗类型
结核分枝杆菌	减毒活疫苗（卡介苗）
鼠疫耶尔森菌	减毒活疫苗
布鲁菌	减毒活疫苗
炭疽芽孢杆菌	减毒活疫苗
伤寒沙门菌	灭活疫苗、减毒活疫苗（Ty21a）
霍乱弧菌	灭活疫苗
脑膜炎奈瑟菌	亚单位疫苗（多糖）
肺炎链球菌	亚单位疫苗（多糖）
流感嗜血杆菌	亚单位疫苗（多糖）

中国儿童免疫程序

儿童免疫有规划，按照程序好办法。

表 7-14　中国儿童免疫计划程序（2007 年修订）

年（月）龄	接种疫苗
出生时	卡介苗①，乙肝疫苗①
1 月龄	乙肝疫苗②
2 月龄	脊髓灰质炎 3 型活疫苗（OPV）3 次，各间隔 4～6 周①[1]
3 月龄	百白破三联疫苗①，3 月龄～1 岁 PPD 试验阴性，则复种卡介苗②，OPV 1 次（加强）
4 月龄	百白破三联疫苗②，OPV 再次（加强）
5 月龄	百白破三联疫苗③
6 月龄	乙肝疫苗③
8 月龄	麻疹活疫苗
1.5～2 岁	百白破三联疫苗，加强 1 次④
4 岁	脊髓灰质炎 3 型活疫苗，加强 1 次②[1]
13～14 岁	乙肝疫苗复种
16 岁	白破二联疫苗（加强）

注释：数字表示接种疫苗的序次；[1] 脊髓灰质炎疫苗的接种策略与程序，有待于重新制订

人工被动免疫制剂

紧急预防与治疗，被动免疫制剂好。

表 7-15　人工被动免疫制剂

种类	说明
抗毒素	主要用于外毒素所致疾病的治疗和紧急预防
抗菌血清	仅用于多重耐药菌株所致疾病的治疗
胎盘丙种球蛋白 血清丙种球蛋白	主要用于某些疾病的紧急预防 丙种球蛋白缺乏患者 长期化疗、放疗的肿瘤患者
其他免疫制剂	包括干扰素、白细胞介素、集落刺激因子等

预防传染病流行的措施

预防流行环节三：应当消除传染源，提高机体免疫力，传播途径要切断。

表 7-16 针对传染病流行过程三环节的预防措施

三环节	预防措施
消除传染源	①对现症患者及无症状携带者，依据病种不同采取相应的隔离（隔离期限根据病种而定）与治疗措施 ②对于人兽共患病的患病动物，采取捕杀、焚烧或深埋动物尸体等措施
切断传播途径	①加强水源和粪便的卫生管理，预防粪-口途径传播的传染病 ②净化血液，强制执行输血、注射及创伤性诊疗卫生操作，预防经血液传播传染病 ③加强对性传播和直接接触传播传染病的综合预防措施 ④杀灭和驱除蚊、蚤、蜱、螨等虫媒，做好个人防护以免被虫媒叮咬，预防经虫媒传播的传染病 ⑤积极宣传并落实对孕妇的产前及分娩时检查与防护，预防垂直传播的传染病 ⑥养成洗手和勤洗澡等良好的个人卫生习惯，预防经日常生活接触传播的传染病
提高人群免疫力	①落实计划免疫，提高群体免疫水平 ②对于流行性脑脊髓膜炎、白喉等细菌性传染病，在流行季节对易感人群必要时可短期使用化学药物预防，但对于病毒性传染病，目前尚无肯定有效的化学预防药物及中草药预防药物

表 7-17 针对微生物感染途径的控制措施

感染途径	控制措施
呼吸道感染	良好的生活习惯、家庭隔离、居住环境（清洁、不拥挤、通风）等
消化道感染	水的净化、污水处理、适当的食物烹调和保存、食品监督（肉制品等）、居住环境（清洁、不拥挤）等
动物源性感染	控制动物宿主（狂犬病、动物结核、疯牛病等）
经虫媒感染	控制蚊、蜱、螨等
血源性感染	一次性注射器、献血员和献器官者的筛选、控制静脉吸毒等
性接触感染	避免不良性行为、使用避孕套等

三、细菌感染的治疗原则

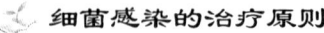

细菌感染的治疗原则

选用药物抗感染，基本原则有四项；
因人制宜巧选药，有的放矢针对强。

表 7-18 细菌感染的治疗原则

治疗原则	说明
有的放矢	诊断为细菌感染者，方有指征应用抗菌药物
针对性强	尽早查明感染病原菌，根据病原菌种类及药敏试验结果选用药物
选药合适	按照药物抗菌作用特点及体内过程特点选用药物
个体化治疗	结合患者病情、病原菌种类及抗菌药物特点制订治疗方案

第八章 球 菌

一、葡萄球菌属

常见化脓性细菌

常见化脓性细菌,分为球菌与杆菌。

表 8-1 常见的化脓性细菌

形态	革兰氏染色	细菌
化脓性球菌	G^+	葡萄球菌属、链球菌属
	G^-	脑膜炎奈瑟菌、淋病奈瑟菌
化脓性杆菌	G^-	假单胞菌属

葡萄球菌

（1）

金葡表葡腐生葡,金葡凝血酶凝固。化脓黏稠灶局限,伪膜肠炎食中毒。

（2）

葡萄球菌有三种：表皮腐生及金葡。金葡凝固酶阳性,致病性强易化脓。

表 8-2 三种葡萄球菌的主要性状

性状	金黄色葡萄球菌	表皮葡萄球菌	腐生葡萄球菌
色素	金黄色	白色	白色或柠檬色
凝固酶	+	−	−
分解葡萄糖	+	+	−
分解甘露醇	+	−	−
α溶血素	+	−	−
耐热核酸酶	+	−	−
表面A蛋白（SPA）	+	−	−
磷壁酸类型	核糖醇型	甘油型	二者兼有
噬菌体分型	多数能	不能	不能
致病性	强	弱或无	无

金黄色葡萄球菌的毒力因子

金黄色葡萄球菌,毒力因子有多种。

表 8-3 金黄色葡萄球菌的毒力因子及生物活性

毒力因子	生物活性作用
细胞壁成分	
肽聚糖	抑制炎性应答,有毒素样活性
壁磷壁酸	噬菌体吸附,二价阳离子结合部位
细胞结构蛋白	
蛋白 A	与 IgG 的 Fc 区反应
凝聚因子	结合纤维蛋白原
纤维素结合蛋白	结合胶原
胶原结合蛋白	结合纤维素
外毒素蛋白	
α、β、γ 溶素	溶解细胞膜,具细胞毒作用
杀白细胞素(PV)	破坏吞噬细胞,增强侵袭力
表皮溶解毒素	引起皮肤细胞脱落
毒素休克综合征毒素	引起多器官、多系统的功能紊乱
肠毒素	引起呕吐、腹泻、超抗原作用
酶类	
凝固酶	使血浆纤维蛋白凝固
透明质酸酶(扩散因子)	降解结缔组织的透明质酸
葡激酶(纤维蛋白溶酶)	水解纤维素
脂肪酶	分解脂肪
磷酸酯酶	降解磷脂
DNA 酶	水解 DNA
蛋白酶	水解蛋白质

金黄色葡萄球菌感染所致疾病

金葡球菌感染时,感染类型有多种,常为各种化脓症,产生毒素亦致病。

表8-4 金黄色葡萄球菌所致疾病

分类	疾病
侵袭性疾病	①局部感染：局灶性，脓液黏稠 ②器官感染：器官化脓性炎症 ③全身感染：败血症、脓毒血症
毒素性疾病	食物中毒、毒素休克综合征、烫伤样皮肤综合征

凝固酶阴性葡萄球菌（CNS）

正常菌群CNS，属于条件致病菌，免疫低下或易位，多种感染可引起。

表8-5 凝固酶阴性葡萄球菌要点

生物学特性	致病物质（多种毒力因子）	所致疾病
革兰氏阴性、球形 包括：内表皮葡萄球菌、腐生葡萄球菌、人葡萄球菌、头葡萄球菌和溶血葡萄球菌 不分解甘露醇，凝固酶、SPA、溶血素阴性	细菌胞壁外黏质（ESS）、溶血素 选择性吸附能力	医源性疾病：泌尿系统感染、细菌性心内膜炎、败血症、手术后及植入性器械引起的感染，易产生耐药性

二、链球菌属

链球菌

常见致病链球菌，至少也有六七种，甲乙丙型主乙链，乙链多群A常见。
透明酸酶链激酶，菌落乙小甲针尖。溶血甲绿乙透明，风湿肾炎抗O验。
变态反应猩红热，化脓稀薄灶扩迁。

表8-6 链球菌属的主要特点

生物学特性	致病物质（多种毒力因子）	所致疾病
革兰氏阳性、球形、链状排列，早期培养物可见荚膜，无芽孢、无鞭毛，培养要求条件高	细胞壁成分：黏附素（脂磷壁酸、M蛋白、肽聚糖和F蛋白） 外毒素：致热外毒素、链球菌溶血素（SLO和SLS） 侵袭素：透明质酸酶、链激酶、链道酶	局部化脓性感染：易扩散、脓汁稀薄 中毒性疾病：猩红热、链球菌毒素休克综合征 变态反应性疾病：风湿热、肾小球肾炎

注释：链球菌属型别多，各个型之间无交叉免疫，易反复感染，尚无特异性预防措施

表 8-7 医学上重要的链球菌

链球菌	血清群	溶血	诊断相关特性	常见的疾病
化脓性链球菌	A 群	β 溶血	杆菌肽敏感	咽炎、脓疱疮、风湿热、肾炎
无乳链球菌	B 群	β 溶血	杆菌肽不敏感	新生儿败血症和脑膜炎
粪肠链球菌	D 群	α 溶血或不溶血	水解马尿酸盐 耐 6.5% NaCl	腹腔脓肿、尿道感染、心内膜炎
牛链球菌	D 群	不溶血	不耐 6.5% NaCl	心内膜炎、败血症
化脓性链球菌	A 群	β 溶血	杆菌肽敏感	咽炎、脓疱疮、风湿热、肾炎
肺炎链球菌	—	α 溶血	胆盐和 optochin 均敏感	肺炎、脑膜炎、心内膜炎
草绿色链球菌	—	α 溶血或不溶血	胆盐和 optochin 均不敏感	龋齿、心内膜炎

表 8-8 链球菌溶血素 O 与链球菌溶血素 S 之比较

比较点	链球菌溶血素 O（SLO）	链球菌溶血素 S（SLS）
对 O_2 稳定性	对 O_2 敏感（因含—SH 基，若—SH→—S—S—将失去溶血活性）	对 O_2 稳定
抗原性	免疫原性强	无免疫原性
对细胞毒性	溶解红细胞 破坏中性粒细胞 对血小板、巨噬细胞、神经细胞等有毒性作用	溶解红细胞慢于 SLO

表 8-9 致病性葡萄球菌与乙型溶血性链球菌的致病物质及所致疾病之比较

项目	致病性葡萄球菌	乙型溶血性链球菌
致病物质	①血浆凝固酶 ②葡萄球菌溶素 ③杀白细胞素 ④肠毒素 ⑤表皮剥脱毒素 ⑥SPA（蛋白 A） ⑦TSST-1（毒性休克综合征毒素 1）	①脂磷壁酸 ②M 蛋白 ③透明质酸酶 ④链激酶 ⑤链道酶 ⑥致热外毒素 ⑦链球菌溶血毒素
所致疾病	①化脓性感染 ②毒素性疾病：食物中毒、烫伤样皮肤综合征、葡萄球菌性肠炎、毒性休克综合征	①化脓性感染 ②中毒性疾病：猩红热、链球菌毒性休克综合征 ③变态反应性疾病：风湿热、急性肾小球肾炎等

肺炎链球菌

双瓜子形有荚膜，溶血草绿似甲链。胆汁溶菌 OP 敏，各处化脓尤肺炎。

表 8-10　肺炎链球菌的主要特点

生物学特性	致病物质	所致疾病
革兰氏阳性，矛头状或成双排列，菌落易自溶呈脐窝状，有荚膜、无芽孢、无鞭毛，胆汁溶菌试验阳性	荚膜：抗吞噬；多糖抗原分型依据 肺炎链球菌溶血素 O：溶解红细胞 脂磷壁酸：黏附 神经氨酸酶：与细菌定植、增殖和扩散有关	大叶性肺炎

链球菌与肺炎链球菌的比较

甲乙丙型主乙链，化脓稀薄灶扩迁。扩散酶类是缘由，风湿肾炎抗 O 验。

双瓜子形有荚膜，各处化脓尤肺炎。

表 8-11　A 族链球菌与肺炎链球菌的比较

比较点	A 族链球菌	肺炎链球菌
形态与染色	菌体呈球形或卵圆形，链状或成双排列；革兰氏染色阳性；无鞭毛，不形成芽孢	革兰氏染色阳性球菌，常成双排列；有毒株在体内形成荚膜；无鞭毛，不形成芽孢；产生自溶酶
培养特性	需在培养基中加入血液或组织液方能生长，需氧或兼性厌氧，在血琼脂平板上形成 β 溶血环	需氧或兼性厌氧，在血琼脂平板上形成 α 溶血环；随着培养时间延长，细菌产生的自溶酶裂解细菌，使菌落中央凹陷，边缘隆起呈脐窝状
生化反应	一般不分解菊糖，不被胆汁溶解	可发酵菊糖
抗原构造	有核蛋白抗原、多糖抗原和表面抗原；与致病性有关的表面抗原是 M 抗原	荚膜多糖抗原和菌体抗原
致病物质	脂磷壁酸 M 蛋白 致热外毒素，亦称为红疹毒素 溶血素：链球菌溶血素 O（SLO）和链球菌溶血素 S（SLS） 侵袭性酶：透明质酸酶、链激酶、链道酶	荚膜 肺炎链球菌溶血素 IgA 蛋白酶
所致疾病	化脓性感染： ①局部皮肤及皮下组织感染：丹毒、淋巴管炎、蜂窝织炎、痈、脓疱疮等 ②其他系统感染：化脓性扁桃体炎、咽炎、鼻窦炎、中耳炎及产褥热等 毒素性疾病： ①猩红热 ②链球菌毒性休克综合征 超敏反应性疾病： ①风湿热 ②急性肾小球肾炎	人类大叶性肺炎

其他链球菌

其他多种链球菌，也可使人生疾病。

表 8-12 其他医学相关链球菌的主要特点

链球菌种类	主要生物学特性	所致疾病
B族链球菌（GBS，无乳链球菌）	常寄生于阴道和直肠。可通过分娩和呼吸道感染	新生儿败血症、脑膜炎肺炎（死亡率高）
D群链球菌（牛、马肠链球菌）	营养要求低 寄居在皮肤、上呼吸道、消化道	偶尔引起心肌炎，与结肠癌患者败血症有关
甲型溶血链球菌（草绿色链球菌）	寄居在呼吸道、消化道和泌尿生殖道 不被胆汁溶菌	心内膜炎和脑、肝及腹腔感染，与龋齿关系密切

三、肠球菌属

肠球菌

肠球菌是正常菌，属于条件致病菌。

表 8-13 肠球菌

要点	说明
生物学特性	革兰氏阳性球菌，链状排列 营养要求高，能在高盐、胆汁培养基中生长，可耐受60℃ 30分钟 种类较多，对人致病的主要是粪肠球菌和屎肠球菌 毒力较弱，但对较多抗生素表现为固有耐药
致病性	致病物质：黏附素、聚合物因子、细胞溶素、白细胞趋化因子 所致疾病：尿路感染、腹腔感染、败血症、心内膜炎
耐药性	耐青霉素机制：能产生特殊的青霉素结合蛋白，一般敏感。但产生大量青霉素酶而引起耐药 耐氨基糖苷类抗生素：胞壁具有渗透障碍导致中度耐药。质粒介导钝化酶产生高度耐药 耐万古霉素机制：肠球菌含有抗万古霉素基因等抗药基因 耐磺胺类药物机制：肠球菌可利用外源叶酸，使得磺胺类药物失去抗菌作用

四、奈瑟菌属

脑膜炎奈瑟菌与淋病奈瑟菌

奈瑟菌属双肾形，性道接触染淋病。呼吸入侵传流脑，巧克力色培养基。
葡糖麦芽氧化酶，保温速检高阳性。

表 8-14 淋病奈瑟菌与脑膜炎奈瑟菌的比较

比较点	淋病奈瑟菌	脑膜炎奈瑟菌
形态与染色	革兰氏染色阴性。圆形或卵圆形，常成双排列。多数淋病奈瑟菌位于中性粒细胞内。无鞭毛，无芽孢，有荚膜和菌毛	革兰氏染色阴性。呈肾形或豆形，常成双排列。有菌毛，无鞭毛和芽孢，新分离的菌株大多有荚膜
培养特性	需氧，营养要求高。常用巧克力色培养基。初次分离培养时需供给 5% 的 CO_2 气体	专性需氧，营养要求高。常用巧克力色培养基。初次分离培养时需供给 5% 的 CO_2 气体。血平板上不溶血。可产生自溶酶
生化反应	生化反应不活泼，只分解葡萄糖，产酸不产气，不分解其他糖类，氧化酶试验和过氧化氢酶试验阳性	一般能分解葡萄糖和麦芽糖，产酸不产气。氧化酶试验和触酶试验阳性
抗原构造	包括菌毛蛋白抗原、脂寡糖抗原及外膜蛋白抗原	包括荚膜多糖抗原、外膜蛋白抗原及脂寡糖抗原
致病物质	菌毛 脂寡糖抗原 IgA1 蛋白酶	荚膜 菌毛 内毒素
抵抗力	抵抗力弱，易产生耐药性	抵抗力弱，易产生耐药性
所致疾病	淋病、产道感染所致新生儿脓漏眼。人类是淋病奈瑟菌唯一的天然宿主。淋病主要是通过性接触感染，故淋病属于性传播疾病（STD）	流行性脑脊髓膜炎

表 8-15 几种球菌比较

比较点	葡萄球菌属	链球菌属	肺炎球菌属	脑膜炎奈瑟球菌	淋病奈瑟菌
分类	金黄色、表皮、腐生（据色素、生化反应）	甲型、乙型、丙型（据溶血现象）；19个血清型（据链状）	84个血清型		
形状	球形	球形	矛头状	肾形	卵圆形，圆形
排列	葡萄状	链状	成双	成双	成双
抵抗力	较强，耐药	较弱，首选青霉素	较弱	极弱，耐药	弱
染色	G^+	G^+	G^+	G^-	G^-
特殊结构	无	幼龄菌有荚膜	有荚膜	有荚膜及菌毛	有荚膜及菌毛

续表

	葡萄球菌属	链球菌属	肺炎球菌属	脑膜炎奈瑟球菌	淋病奈瑟菌
营养	普通	需含溶血素、葡萄糖、血清等	需含血	巧克力色营养基	巧克力色营养基
气体	需氧或兼性需氧		需 CO_2	5% CO_2	5% CO_2
致病物质	凝固酶、葡萄球菌溶血素、杀白细胞素、肠毒素、表皮溶解毒素、毒性休克综合征毒素 1	脂磷壁酸（LPA）、M蛋白、侵袭性酶、链球菌溶血素（SLO、SLS）、致热外毒素	荚膜（最主要）、溶血素、紫癜形成因子、神经氨酸酶	菌毛、荚膜、内毒素	菌毛
疾病	化脓性炎症、食物中毒、烫伤样皮肤综合征、毒性休克综合征、葡萄球菌性肠炎	甲型：化脓性感染、猩红热、丹毒、蜂窝织炎、急性肾小球肾炎、风湿热、毒性休克综合征、乙型新生儿败血症、脑膜炎	大叶性肺炎、支气管肺炎、中耳炎、脑膜炎	流行性脑脊髓膜炎	淋病
血症	败血症、脓毒血症	败血症	败血症	菌血症	无
免疫	不强	无交叉免疫、可反复感染	特异性免疫	较强	
生化反应	—	菊糖（−）、胆汁（−）	菊糖（+）、胆汁（+）		分解葡萄糖，其他糖不分解，氧化酶、过氧化氢酶反应阳性
备注				不耐低温	不耐低温
传染源					人为唯一宿主

第九章 肠杆菌科

肠道杆菌共同点

革兰阴杆难辨形,依靠生化与玻凝。大肠克雷呈乳白,志沙变形均乳阴。解乳产酸菌落红,病肠志沙肠致病。肠杆菌科细菌多,共同特点有8个。

表9-1 肠杆菌科的共同生物学特性

特性	说明
形态结构	为中等大小 [（0.3～1.0 μm）×（1.0～6.0）μm] 的革兰氏阴性杆菌,大多有菌毛,多数有周鞭毛,少数有荚膜,全部不产生芽孢
培养	兼性厌氧或需氧。营养要求不高
生化反应	触酶阳性,能还原硝酸盐为亚硝酸盐,氧化酶阴性。志贺菌和沙门菌等致病菌不发酵乳糖,其他非致病肠道菌则能发酵乳酸
抗原结构	主要有菌体O抗原、鞭毛H抗原和荚膜抗原。其他尚有鞭毛抗原
抵抗力	对理化因素抵抗力不强。60℃ 30分钟即死亡。易被一般化学消毒剂杀死,胆盐、煌绿等染料对非致病性肠杆菌细胞有抑制作用
变异	易出现变异株。最常见的是耐药性变异
致病物质	主要是内毒素,部分肠杆菌产生外毒素
传播方式	经消化道传播

表9-2 常见的引起人类感染的肠杆菌科细菌

属	种
枸橼酸杆菌属	费劳地枸橼酸杆菌、柯赛枸橼酸杆菌
肠杆菌属	产气肠杆菌、阴沟肠杆菌
埃希菌属	大肠埃希菌
克雷伯菌属	肺炎克雷伯菌肺炎亚种、催娩克雷伯菌
摩根菌属	摩根菌摩根亚种
变形杆菌属	奇异变形杆菌、普通变形杆菌
沙门菌属	肠道沙门菌肠道亚种
沙雷菌属	黏质沙雷菌黏质亚种
志贺菌属	宋内志贺菌、福氏志贺菌、痢疾志贺菌、鲍氏志贺菌
耶尔森菌属	鼠疫耶尔森菌、小肠结肠炎耶尔森菌小肠结肠炎亚种、假结核耶尔森菌假结核亚种

一、大肠埃希菌

大肠埃希菌致病概况

致病大肠致腹泻，普通大肠肠外脓。

表 9-3　大肠埃希菌的生物学性状

项目	说明
形态结构	中等大小的革兰氏阴性杆菌，无芽孢，多数菌株有周鞭毛
培养特性	兼性厌氧，营养要求不高
生化反应	生化反应活泼，能发酵葡萄糖等多种糖类，产酸并产气。绝大多数菌株发酵乳糖。在克氏双糖管中，斜面和底层均产酸产气，硫化氢阴性，动力阳性。吲哚、甲基红、VP、枸橼酸盐利用试验（IMViC）结果为"++--"
抗原结构	主要有 O、H 和 K 3 种，是血清学分型的基础 O 抗原为位于细胞壁最外层的脂多糖，由重复的多糖单位组成 H 抗原位于鞭毛上，为鞭毛蛋白 K 抗原位于 O 抗原的外层，为多糖，与细菌的侵袭力有关

表 9-4　大肠埃希菌肠毒素的种类及特性

	不耐热肠毒素（LT）	耐热肠毒素（ST）
分子量	73000	1500～4000
结构	一个 A 亚单位和 5 个 B 亚单位	低分子量多肽
稳定性	65℃，30min 破坏	100℃，20min 不失活
抗原性	可刺激机体产生相应中和抗体	免疫原性差
黏膜受体	GM_1 神经节苷脂	不详
致泻作用	活化腺苷酸环化酶	活化鸟苷酸环化酶
抗原结构	与霍乱肠毒素交叉	不与霍乱肠毒素交叉
基因控制	质粒	质粒
测定方法	动物、组织培养、血清学	动物

引起胃肠炎的大肠埃希菌

大肠埃希菌 5 株，肠胃炎症易引起。

表 9-5　引起胃肠炎的大肠埃希菌

菌株	作用部位	疾病与症状	致病机制	常见 O 血清型
肠产毒素型大肠埃希菌（ETEC）	小肠	旅行者腹泻、婴幼儿腹泻、水样便、恶心、呕吐、腹痛、低热	质粒介导 LT 和 ST，大量分泌液体和电解质；黏附素	6、8、15、25、27、63、119、125、126、127、128、142
肠侵袭型大肠埃希菌（EIEC）	大肠	水样便，继以少量血便，腹痛，发热	质粒介导侵袭和破坏结肠黏膜上皮细胞	78、115、148、153、159、167
肠致病型大肠埃希菌（EPEC）	小肠	婴幼儿腹泻；水样便、恶心、呕吐、发热	质粒介导 A/E 组织病理变化，伴上皮细胞绒毛结构破坏，导致吸收受损和腹泻	26、55、86、111、114、125、126、127、128、142
肠出血型大肠埃希菌（EHEC）	大肠	出血性结肠炎和溶血性尿毒综合征 水样便，继以大量出血，剧烈腹痛，低热或无，可并发 HUS、血小板减少性紫癜	溶原性噬菌体编码 Stx-Ⅰ 或 Stx-Ⅱ，中断蛋白质合成；A/E 损伤，伴小肠绒毛结构破坏，导致吸收受损。产生志贺样毒素	157、26、28ac、111、112ac、124、136、143、144、152、164
肠集聚型大肠埃希菌（EAEC）	小肠	婴儿腹泻；持续性水样便、呕吐、脱水、低热	质粒介导积聚性黏附上皮细胞，伴绒毛变短，单核细胞浸润和出血，液体吸收下降	>50 个 O 血清型

二、志贺菌

志贺菌概况

没有鞭毛菌落浅，菌不耐酸要速检。毒素损肠血无菌，里急后重脓血便。

表 9-6　志贺菌的性状

项目	说明
形态与染色	革兰氏阴性的短小杆菌。无芽孢，无鞭毛，无荚膜，有菌毛
培养特性	营养要求不高，在普通琼脂平板上经 24 小时生长，形成半透明的光滑型菌落。志贺菌属中的宋内志贺菌常出现扁平的粗糙型菌落
生化反应	分解葡萄糖，产酸不产气。除宋内志贺菌个别菌株迟缓发酵乳糖（需 3～4 天）外，均不分解乳糖。故在 SS 等鉴别培养基上，呈无色半透明菌落。在克氏双糖管中，斜面不发酵，底层产酸不产气，硫化氢阴性，动力阴性。可同沙门菌、大肠埃希菌等区别
抗原结构	有 O 和 K 两种抗原 根据 O 抗原分为 4 群和 40 余个血清型（包括亚型）。A 群：痢疾志贺菌；B 群：福氏志贺菌；C 群：鲍氏志贺菌；D 群：宋内志贺菌

续表

项目	说明
致病物质	侵袭力 内毒素 外毒素
所致疾病	细菌性痢疾

志贺菌属的分类

志贺菌属四种类,志贺福鲍及宋内。

表 9-7 志贺菌属的分类

菌种	群	型	亚型	甘露醇	鸟氨酸脱羧酶
痢疾志贺菌	A	1~10	8a、8b、8c	-	-
福氏志贺菌	B	1~6 x、y 变型	1a、1b、2a、2b 3a、3b、3c、4a、4b	+	-
鲍氏志贺菌	C	1~18		+	-
宋内志贺菌	D	1		+	+

表 9-8 志贺菌糖发酵试验

葡萄糖	乳糖	麦芽糖	甘露醇	蔗糖
+	-		-	-

分解葡萄糖,产酸不产气。一般不分解乳糖

表 9-9 细菌性痢疾

	急性细菌性痢疾	急性中毒性痢疾
潜伏期	1~3d	
症状	发热、腹痛和水样腹泻,脓血黏液便,伴有里急后重	多见于小儿,常无明显的消化道症状,主要以高热、休克、中毒性脑病为表现
预后	若及时治疗,预后良好;如治疗不彻底,可能反复发作,病程在 2 个月以上者则属慢性	可迅速发生循环及呼吸衰竭,若抢救不及时,往往造成死亡

表 9-10 志贺菌属的微生物学检查

微生物学检查法	说明
标本	粪便脓血、黏液、肛拭子
分离培养	鉴别/选择培养基 $\xrightarrow[18~24h]{37℃}$ 可疑菌落 → 生化、血清学试验
毒力试验	①侵袭力:Sereny 试验 ② ST 试验:Hera/Vero 细胞,PCR 技术

微生物学检查法	说明
快速诊断法	①免疫染色法 ②免疫荧光球菌法 ③协同凝集试验 ④乳胶凝集试验 ⑤分子生物学方法：PCR技术、基因探针

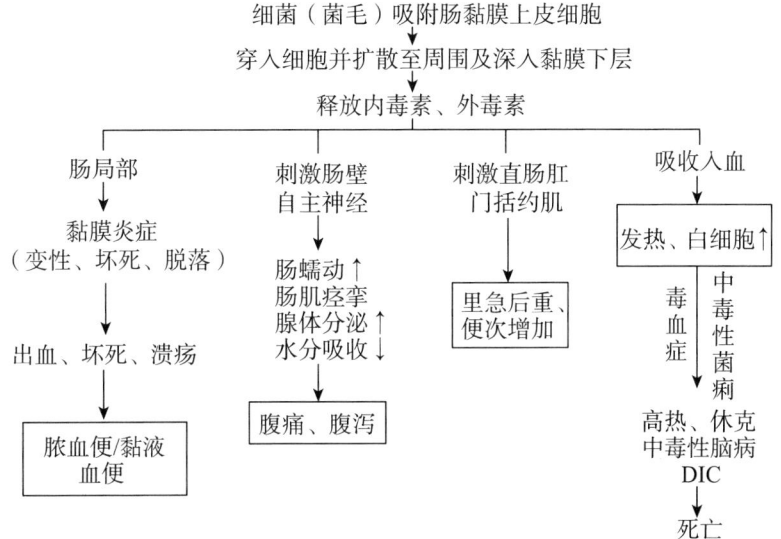

图 9-1 细菌性痢疾的发病机制

三、沙门菌

沙门菌概况

食物中毒伤寒病，血髓粪尿有菌影。靛阴枸阳菌落浅，乳阴葡阳硫化氢。

多价定属 O 定群，最后要用 H 定型。伤寒副伤甲乙丙，肥达试验可分清。

表 9-11 常见沙门菌血清型

组	菌名	O 抗原	H 抗原 第1相	H 抗原 第2相
A 组	甲型副伤寒沙门菌	1、2、12	a	—
B 组	肖氏沙门菌	1、4、5、12	b	1、2
	鼠伤寒沙门菌	1、4、5、12	i	1、2
C 组	希氏沙门菌	6、7、Vi	c	1、5
	猪霍乱沙门菌	6、7	c	1、5
D 组	伤寒沙门菌	9、12、Vi	d	—
	肠炎沙门菌	1、9、12	g、m	—

表 9-12　主要沙门菌的生化特性

菌名	葡萄糖	乳糖	甘露醇	硫化氢	靛基质	VP	甲基红	枸橼酸盐	动力
甲型副伤寒沙门菌	⊕	-	⊕	-/+	-	-	+	+	+
肖氏沙门菌	⊕	-	⊕	+++	-	-	+	±	+
鼠伤寒沙门菌	⊕	-	⊕	+++	-	-	++	+	+
希氏沙门菌	⊕	-	⊕	+	-	-	+	+	+
猪霍乱沙门菌	⊕	-	⊕	+/-	-	-	+	+	+
伤寒沙门菌	+	-	+	-/+	-	-	+	-	+
肠炎沙门菌	⊕	-	⊕	+++	-	-	+	-	+

+：阳性或产酸；⊕：产酸产气；-：阴性

人类沙门菌感染

人类感染沙门菌，临床分为四类型：伤寒肠炎败血症，少数无症仅带菌。

表 9-13　人类沙门菌感染

	肠热症（伤寒和副伤寒）	胃肠炎	败血症	无症状带菌者
致病菌	伤寒：伤寒沙门菌 副伤寒：甲型副伤寒沙门菌、肖氏沙门菌、希氏沙门菌	鼠伤寒沙门菌 猪霍乱沙门菌 肠炎沙门菌	猪霍乱沙门菌 希氏沙门菌 鼠伤寒沙门菌 肠炎沙门菌	
易感者		老人、幼儿和体弱者	儿童和免疫力低下者	
潜伏期	2周	6～24h		
主要症状	高热、缓脉、肝脾大、全身中毒症状、玫瑰疹、白细胞减少，严重者有出血或肠穿孔等并发症	发热、恶寒、呕吐、腹痛、水样腹泻，严重者可迅速脱水、休克、肾衰竭	高热、寒战、肠道症状较少见，少数患者可出现脑膜炎、骨髓炎、胆囊炎、心内膜炎等	极少数伤寒或副伤寒患者可转变为无症状（健康）带菌者

肥达试验

肥达试验两抗体，仔细分析有意义。

表 9-14　肥达试验 O 抗体与 H 抗体的诊断意义

试验可能结果	O 抗体凝集效价	H 抗体凝集效价	意义
(1)	高于 1∶80	高于 1∶160	可能患肠热症
(2)	低于 1∶80	低于 1∶160	患肠热症的可能性小
(3)	低于 1∶80	高于 1∶160	预防接种或非特异性回忆反应
(4)	高于 1∶80	低于 1∶160	可能是感染早期或伤寒沙门菌 O 抗原反应的其他沙门菌感染

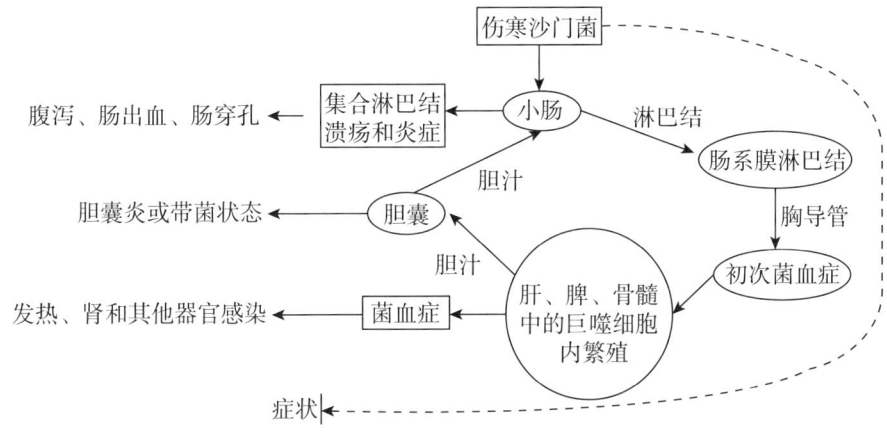

图 9-2　肠热症的致病机制

表 9-15　可引起腹泻的常见病原体

种类	病原体名称
细菌	志贺菌、沙门菌、空肠弯曲菌、霍乱弧菌、副溶血性弧菌、大肠埃希菌、小肠结肠炎耶尔森菌、艰难梭菌、产气荚膜梭菌
病毒	轮状病毒、诺如病毒、肠道腺病毒、杯状病毒
其他	白假丝酵母菌

第十章 霍乱弧菌

霍乱弧菌概况

致病弧菌十余种,霍乱弧菌最为重。

表 10-1 与人类感染有关的主要弧菌

弧菌	人类疾病
霍乱弧菌 O1 和 O139 群血清型	霍乱,可造成大流行甚至世界性大流行
非 O1 和 O139 群霍乱弧菌血清型	霍乱样腹泻,一般腹泻,偶尔肠道外感染
副溶血性弧菌	胃肠炎,肠道外感染
其他:拟态弧菌、创伤弧菌、霍利斯弧菌、河弧菌、少女弧菌、溶藻弧菌、麦契尼克夫弧菌	耳、伤口、软组织和其他肠道外感染,但都不常见

与人类感染有关的弧菌属至少有 12 种,以霍乱弧菌和副溶血性弧菌为最重要

霍乱弧菌 O1 群血清型

霍乱弧菌 O1 群,血清学分三亚群。

表 10-2 霍乱弧菌 O1 群血清型

血清型(抗原组分)	O1 多克隆抗体	O1 单克隆抗体			出现频率	造成流行
		A	B	C		
小川型 Ogawa(AB)	+	+	+	−	常见	是
稻叶型 Inaba(AC)	+	+	−	+	常见	是
彦岛型 Hikojima(ABC)	+	+	+	+	极少见	未知

"+":凝集;"−":不凝集

霍乱弧菌的主要特性

霍乱弧菌革兰阴,运动活泼菌鞭毛。肠毒素等能致病,碱性条件生长好。

剧烈吐泻称霍乱,病后免疫力牢固。

表 10-3 霍乱弧菌和副溶血性弧菌的主要特征

项目	霍乱弧菌	副溶血性弧菌
形态与染色	呈弧形或逗点状。革兰氏染色阴性。有菌毛，无芽孢，在菌体一端有一根单鞭毛，运动非常活泼，在悬滴标本中呈穿梭样或流星状。粪便直接涂片染色镜检，可见其相互排列如鱼群状	呈弧形或逗点状，革兰氏染色阴性
培养特性	兼性厌氧。耐碱不耐酸，在 pH 8.8～9.0 的碱性蛋白胨水或碱性琼脂平板上生长良好	嗜盐性，在培养基中以含 35g/L NaCl 最为适宜，无盐则不能生长
致病物质	霍乱肠毒素 鞭毛、菌毛及其毒力因子	耐热直接溶血素和耐热相关溶血素、黏附素和黏液素酶
所致疾病	引起强烈肠道传染病霍乱，为我国的甲类法定传染病	引起食物中毒，可经烹饪不当的海产品或盐腌制品传播
免疫性	免疫力牢固，再感染少见，主要为肠道局部黏膜免疫（sIgA）	病后免疫力不强，可重复感染

霍乱肠毒素致泻机制

毒素作用肠黏膜，激活腺苷环化酶，蛋白激酶继激活，促进氯钾分泌多，抑制钠水之吸收，引起严重之腹泻。

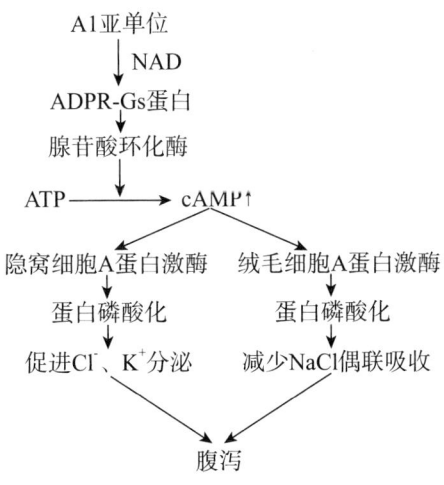

图 10-1 霍乱肠毒素致泻机制

霍乱弧菌的微生物学检查法

采集标本作镜检，分离培养作鉴定，还有几种快检法，早让元凶显真身。

表 10-4　霍乱弧菌的微生物学检查法

检测方法	说明
采集标本	采集可疑患者米泔水样便或呕吐物快速送检
直接镜检	悬滴法检查有无鱼群样排列、运动活泼的细菌。革兰氏染色为阴性，呈弧形或逗点状
分离培养与鉴定	常用碱性蛋白胨培养基或庆大霉素碱性平板等。挑取可疑菌落进行生化反应、玻片凝集试验等鉴定
快速诊断	荧光葡菌试验、协同凝集试验或 PCR 技术查核酸

霍乱弧菌鉴定试验

观察形态及运动，革兰阴性活泼动。多种细菌培养基，生化反应做鉴定。
霍乱噬菌体裂解，血清凝集为阳性。

表 10-5　霍乱弧菌鉴定试验

试验项目	结果
形态、动力	革兰氏阴性，动力活泼
糖发酵试验	
蔗糖	+
甘露糖	+
阿拉伯胶糖	−
乳糖	缓慢发酵
霍乱红反应	+
霍乱弧菌噬菌体	裂解
血清凝集试验	+

霍乱的防治原则

口服霍乱死疫苗，患者隔离早救治。

表 10-6　霍乱的防治原则

防治原则	说明
预防	口服 O1 群死疫苗；O139 群尚无预防性疫苗
治疗	及时补充水、电解质，防止低血容量性休克和酸中毒；抗生素可减少外毒素产生

表 10-7　可引起食物中毒（急性胃肠炎）的常见病原体

种类	病原体名称
细菌	沙门菌、副溶血性弧菌、变形杆菌、大肠埃希菌、金黄色葡萄球菌、肉毒梭菌、产气荚膜梭菌、蜡样芽孢杆菌、空肠弯曲菌、小肠结肠炎耶尔森菌
病毒	轮状病毒、诺如病毒
毒素	真菌毒素（黄曲霉毒素等）

第十一章 螺杆菌属

幽门螺杆菌

革兰阴性螺杆菌,分解尿素释放氨,专寄人体胃黏膜,引起溃疡可致癌。

表 11-1 幽门螺杆菌概况

项目	说明
形态与结构	革兰氏阴性螺杆菌,有端鞭毛,运动活泼,常呈鱼群排列
培养特性	微需氧,培养需动物血清,pH 6.0~8.0,生长缓慢
生化反应	生化反应不活泼,不分解糖类。过氧化氢酶和氧化酶阳性,尿素酶丰富,可迅速分解尿素释放氨
致病性与免疫性	①感染非常普遍,人是唯一宿主,寄生于胃黏膜 ②传染途径:粪-口 ③相关疾病:慢性胃炎、十二指肠溃疡,与胃腺癌、胃黏膜相关B细胞淋巴瘤的发生密切相关 ④致病物质:鞭毛、黏附素、尿素酶、空泡毒素、内毒素等,致病物质协同作用而致病
微生物学检查	①直接镜检 ②检查尿素酶活性 ③分离培养 ④其他:血清学检测、粪便抗原检测、核酸检测
防治原则	无有效预防措施,治疗用抗菌疗法

第十二章　厌氧性细菌

一、厌氧芽孢梭菌属

引起人类疾病的主要常见梭菌

厌氧芽孢梭菌属，致病梭菌记分明：产气荚膜破伤风，艰难肉毒梭菌等。

表 12-1　引起人类疾病的各种常见梭菌

细菌名称	所致疾病
破伤风梭菌	破伤风
产气荚膜梭菌	菌血症、气性坏疽、软组织感染、食物中毒、坏死性肠炎
肉毒梭菌	食物中毒、婴儿肉毒梭菌症、创伤肉毒症
艰难梭菌	抗生素相关性腹泻、抗生素相关性假膜性肠炎
其他（如败血梭菌、诺威梭菌）	菌血症、软组织坏死 软组织感染

致病性梭菌的生物学性状

革兰阳性梭形菌，常见细菌有三种，均为专性厌氧菌，培养各自有特性，均可产生外毒素，芽孢结构有特征。

表 12-2　致病性梭菌的生物学性状

项目分类	说明
形态	梭形菌 ①破伤风梭菌：周身鞭毛，无荚膜；芽孢圆形，位于菌体的顶端，宽于菌体的直径，使细菌呈鼓槌状 ②产气荚膜梭菌：无鞭毛，可形成；荚膜芽孢位于菌体中央或近极端 ③肉毒梭菌：周身鞭毛，无荚膜；芽孢位于近极端，使细菌呈网球拍状
染色	革兰氏染色阳性
培养特性	专性厌氧 ①破伤风梭菌：在固体培养基上形成不规则菌落，菌落周边疏松似羽毛，边缘不整齐，易在培养基表面呈迁徙生长 ②产气荚膜梭菌 　a. 多数菌株在平板上有双层溶血环，内环为 θ 毒素引起的完全溶血环，外环为 α 毒素引起的不完全溶血环 　b. 在牛乳培养基中生长，可以产生汹涌发酵现象 　c. 在蛋黄琼脂平板上，菌落周围出现乳白色混浊圈，是由于 α 毒素分解卵磷脂所致，称 Nagler 反应 ③肉毒梭菌：在血平板上有 β 型溶血；在疱肉培养基中消化肉渣而变黑并有恶臭
抵抗力	芽孢抵抗力强

厌氧芽孢梭菌

芽孢如梭厌氧长,释放外素毒力强。产气荚膜气坏疽,汹涌发酵解诸糖。
肉毒中毒经口入,肌肉麻痹形匙样。破伤风菌像鼓槌,抽搐牙咬角弓张。

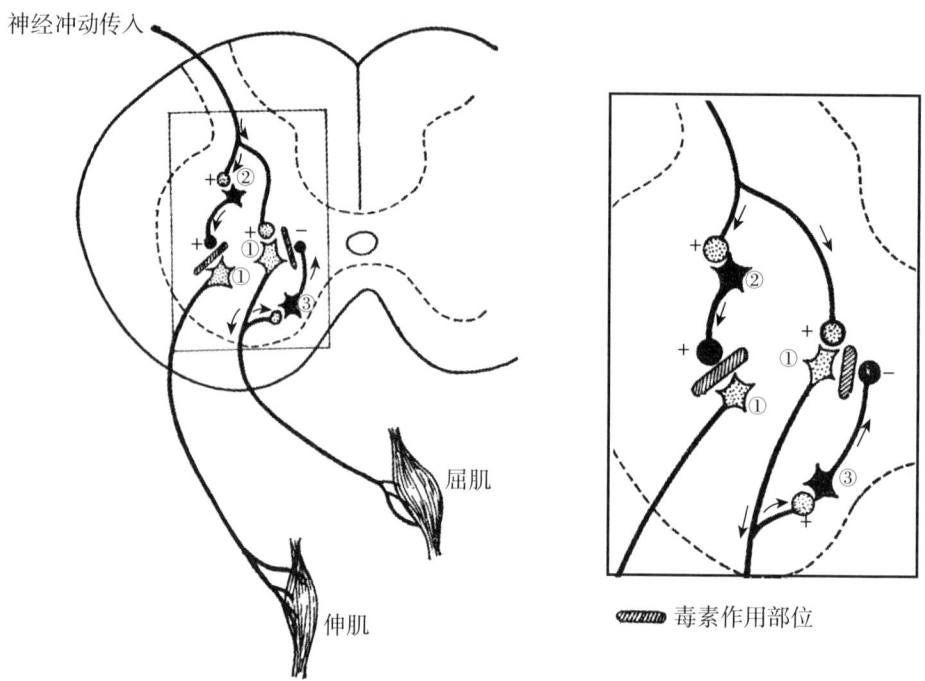

图 12-1 破伤风毒素的作用机制
①运动神经元;②抑制性中间神经元;③Renshaw 细胞,+ 兴奋;- 抑制

表 12-3 常见厌氧芽孢梭菌的比较

	生物学特性	致病性与免疫性	微生物学检查法	防治原则
破伤风梭菌	革兰氏阳性,周鞭毛,无荚膜;芽孢比菌体粗,位于菌体一端,细菌呈鼓槌状;严格厌氧培养	致病物质:痉挛外毒素(神经毒素) 所致疾病:破伤风 免疫性:牢固的体液免疫	镜检和分离培养阳性率低	①清创,注射抗生素 ②注射破伤风类毒素预防;抗生素可用于紧急预防
产气荚膜梭菌	革兰氏阳性,无鞭毛,在体内有明显荚膜;芽孢位于次极端;不严格厌氧培养,多数菌株有双层溶血环;代谢活跃,分解多种糖类,产酸产气,呈现汹涌发酵	致病物质:十多种外毒素(细胞毒素) 所致疾病:气性坏疽、食物中毒	直接涂片镜检	①尽早清创、扩创 ②大剂量青霉素,有条件可用多价抗毒素和高压氧治疗

续表

	生物学特性	致病性与免疫性	微生物学检查法	防治原则
肉毒梭菌	革兰氏阳性,有鞭毛,无荚膜;芽孢位于次极端,细菌呈汤匙状或网球拍状;严格厌氧培养	致病物质:肉毒毒素(神经毒素,已知最剧毒的毒素),但不耐热 所致疾病:食物中毒,但胃肠道症状少见,主要表现为神经末梢弛缓性麻痹	检测食物、患者粪便和血清中的毒素	①注意食品卫生 ②明确诊断后迅速注射多价抗毒素,对症治疗
艰难梭菌	革兰氏阳性,有鞭毛;芽孢位于次极端;肠道内正常菌群	致病物质:A毒素(肠毒素)和B毒素(细胞毒素) 所致疾病:肠道菌群失调后引起的感染(如抗生素相关性腹泻、假膜性结肠炎等)	无特殊	①及时停用抗生素,恢复正常菌群 ②可用万古霉素及甲硝唑

二、无芽孢厌氧菌

无芽孢厌氧菌概况

无芽孢之厌氧菌,人体正常之菌群。正常对人无伤害,特定状态可致病。

表12-4 无芽孢厌氧菌的致病条件

致病条件	说明
机体免疫力下降	如患者患有某些消耗性疾病、糖尿病、恶性肿瘤,放疗或化疗,使用免疫抑制剂等
寄居部位的改变	由于机械性或病理性损伤,如拔牙、手术等使细菌侵入非正常寄居部位
菌群失调	如长期使用抗生素,使拮抗厌氧菌的正常菌群消失,导致厌氧菌乘机繁殖
局部形成厌氧环境	如有需氧菌或兼性厌氧菌的混合感染,使局部氧化还原电势下降,有利于厌氧菌生长

无芽孢厌氧菌感染的特征

(1)

感染属于内源性,病型通常无特定。分泌脓液较黏稠,涂片检查可见菌。
氨基糖苷抗生素,长期使用无效应。

(2)

盆腔腹腔胸皮口,机会感染脓恶臭。常培不长耐多药,灭滴红霉效果优。

表 12-5　无芽孢厌氧菌感染的特征

感染的特征	说明
内源性感染	感染部位可遍及全身,多呈慢性过程
无特定病型	多为化脓性感染,形成局部脓肿或组织坏死,也可侵入血流形成败血症
分泌物或脓液黏稠	呈乳白色、粉红色、血色或棕黑色,有恶臭,有时有气体
对抗生素敏感性	使用氨基糖苷类抗生素,长期无效
细菌学检查	分泌物直接涂片可见细菌,但普通培养法无细菌生长

表 12-6　两类厌氧菌的比较

比较项目	厌氧芽孢梭菌	无芽孢厌氧菌
染色性	革兰氏阳性	革兰氏阳性或阴性
形态	杆形或梭形	球形、杆形
感染源	外源性	内源性
所致疾病	毒素性疾病,症状典型	无特定病型,多为深部化脓性感染、败血症
诊断	临床表现	细菌学诊断
治疗	抗菌药或抗毒素	抗菌药(甲硝唑等)
预防	类毒素	—

第十三章 分枝杆菌属

分枝杆菌的分类

分枝杆菌有数种，主为结核与麻风。

表 13-1 分枝杆菌的分类

分类	生长特点	主要对人致病的分枝杆菌
结核分枝杆菌	缓慢	结核分枝杆菌、牛型分枝杆菌
非结核分枝杆菌		
Ⅰ组	缓慢、光产色	克萨斯分枝杆菌、海分枝杆菌
Ⅱ组	缓慢、暗产色	瘰伤分枝杆菌、苏加分枝杆菌
Ⅲ组	缓慢、不产色	鸟-胞内分枝杆菌、蟾分枝杆菌
Ⅳ组	快速	偶发分枝杆菌、龟分枝杆菌
麻风分枝杆菌	目前尚不能在人工培养基上生长	

一、结核分枝杆菌

结核分枝杆菌概况

结核非典非麻风，抗酸染色均为红。结核各处肺多见，吸入经口皮肤攻。
营养特殊生长慢，酸碱处理后接种。OT 阴性用卡苗，抗痨药物异烟肼。

结核分枝杆菌的生物学性状

细长略弯分枝状，抗酸染色为阳性，专性需氧生长慢，具有较强抵抗力，
形态毒力可变异，可以制成 BCG。

表 13-2 结核分枝杆菌的生物学性状

性状	说明
形态	细长略弯，有时呈分枝状；不产生内、外毒素
染色	细胞壁中含有大量的脂质，不易着色，一般不用革兰氏染色法染色 用齐-内（Ziehl-Neelsen）抗酸染色法。结核分枝杆菌被 5% 石炭酸复红加温染色后，能抵抗 3% 盐酸乙醇的脱色作用而染成红色，其他非抗酸菌及背景则被亚甲蓝复染成蓝色。抗酸染色的特性由分枝杆菌胞壁中含有的分枝菌酸决定
培养特性	专性需氧菌，最适生长温度为 37℃，最适 pH 6.5~6.8，营养要求高，生长缓慢（因细胞壁中脂质含量高，不利于营养的吸收，繁殖一代所需的代期约 18h）。在罗氏（Lowenstein-Jensen）固体培养基上的菌落为乳白色或米黄色，不透明，表面粗糙呈颗粒、结节或菜花状。液体培养时，呈菌膜生长（菌胞壁含大量类脂，疏水性较强，细菌易聚在一起，加之专性需氧）

续表

性状	说明
抵抗力	对某些理化因素有较强的抵抗力（细胞壁中含大量脂质）。如：①抗干燥；②抗酸碱：常用酸碱处理标本以杀死杂菌和消化标本中的黏稠物质；③抗染料：在培养基中加入结晶紫等染料可抑制杂菌生长
变异性	形态、菌落、毒力及耐药性等均可变异 卡介苗（BCG）是独立变异株，它是将有毒的牛型结核分枝杆菌培养于含甘油、胆汁、马铃薯的培养基中，经230次移种传代，历时13年而获得的减毒活菌株，目前广泛用于人类结核病的预防

结核分枝杆菌菌体成分致病作用

结核杆菌各成分，类脂种类有数种，还有多糖蛋白等，均可参与致病性。

表 13-3 结核分枝杆菌的菌体成分及致病作用

菌体成分	致病作用
脂质	
磷脂	能促使单核细胞增生，引起结核结节形成和干酪样坏死
索状因子	是分枝菌酸与海藻糖结合的一种糖脂，它能破坏线粒体膜，影响细胞呼吸，抑制白细胞游走，引起慢性肉芽肿
硫酸脑苷脂	可抑制吞噬细胞中吞噬体与溶酶体的融合，使结核分枝杆菌在吞噬细胞中长期存活
蜡质D	可激发机体产生迟发型超敏反应
蛋白质	其中结核菌素能与蜡质D结合，引起较强的迟发型超敏反应
多糖	可使中性粒细胞增多，引起局部病灶细胞浸润
核酸	能刺激机体产生特异性细胞免疫
荚膜	能保护结核分枝杆菌，并促进该菌黏附和入侵宿主细胞，降解宿主细胞中的大分子物质，为入侵的活菌繁殖提供营养

结核分枝杆菌的毒力机制

结合细胞经受体，能在细胞内生长，抵抗杀菌靠壁脂，免疫逃避因难识，致病因子有多种，病灶缓慢而形成。

表 13-4　结核分枝杆菌的毒力机制

毒力	作用机制
侵入细胞	经细胞壁糖脂与巨噬细胞的甘露糖受体直接结合细胞；经巨噬细胞的 C3 受体、Fc 受体间接结合细胞
细胞内生长	糖脂、硫脂等抑制吞噬细胞中吞噬体与溶酶体的融合，干扰反应性氧中介物的毒性作用、下调氧化性细胞毒机制
抵抗多种杀菌物质	细胞壁脂质含量高，抗渗透作用强，抗补体、溶菌酶等体液杀菌物质的作用
免疫逃逸	细胞内生长及缓慢生长的特性使得不易被免疫系统识别，不足以触发免疫效应机制 Ag85 复合物等可结合纤维粘连蛋白，阻隔免疫系统，保护细菌
病灶形成	磷脂与干酪样坏死有关，索状因子、分枝菌酸与肉芽肿形成有关，蜡质 D 可激发迟发型超敏反应

结核分枝杆菌所致的疾病

结核分枝之杆菌，引起各种结核病。

表 13-5　结核分枝杆菌所致的疾病

项目	说明
传播途径	经呼吸道、消化道、破损的皮肤黏膜等多种途径进入机体，侵犯多种组织器官，引起相应的结核病
疾病	肺部感染：结核病以肺部感染最多见。肺结核可分为原发性和继发性两大类 肺外感染：免疫力低下的患者中，结核分枝杆菌可经血液、淋巴液扩散侵入肺外组织器官，引起相应的脏器感染。常见于脑、肾、关节、生殖系统等结核

结核分枝杆菌的免疫性与超敏反应

有菌免疫是特性，无菌之时即消失，细胞免疫为主要，迟发超敏同时存。

表 13-6　结核分枝杆菌的免疫性

免疫特点	说明
有菌免疫（感染免疫）	感染结核分枝杆菌或接种卡介苗后，机体可产生对该菌的特异性免疫力，此种免疫力的维持依赖于结核分枝杆菌在体内的存在
细胞免疫为主	结核分枝杆菌的免疫主要依赖细胞免疫
免疫与超敏反应	细胞免疫与迟发型超敏反应同时存在

表 13-7 免疫与超敏反应的关系(郭霍现象)

免疫	症状	结核菌素试验	解释
首次注射健康豚鼠	缓慢出现溃疡,深且不易愈合,邻近淋巴结肿大,细菌扩散至全身	-	机体尚未建立抗结核免疫力
同剂量注入康复豚鼠	迅速发生溃疡,浅且易愈合,邻近淋巴结不肿大,菌少扩散	+	机体对结核分枝杆菌已具有一定细胞免疫力,产生免疫的同时有迟发型超敏反应,表现为对机体有利一面
大剂量注入康复豚鼠	局部及全身严重的迟发型超敏反应	+	引起剧烈迟发型超敏反应,表现为对机体不利一面

结核菌素试验

阳性感染或接种,阴性结果则相异。严重免疫低下者,结果也可为阴性。

结素试验有意义,临床应用有四种。

表 13-8 结核菌素试验

项目	说明
原理	本试验属于迟发型超敏反应,用结核菌素试剂做皮肤试验,感染过结核分枝杆菌或接种过卡介苗者,一般都出现阳性反应
结果分析	
阳性反应	注射局部红肿硬结直径等于或大于5mm,表明机体已感染过结核分枝杆菌或卡介苗接种成功,对结核分枝杆菌有迟发型超敏反应和一定的特异性免疫力
强阳性反应	注射局部红肿硬结直径等于或大于15mm,表明可能有活动性结核感染,应进一步查病灶
阴性反应	注射局部红肿硬结直径小于5mm,表明受试者可能未感染过结核分枝杆菌。但还应考虑可能:①受试者处于原发感染早期,T淋巴细胞尚未致敏;②患严重结核病或其他传染病患者,以及使用免疫抑制剂者,可暂时为阴性反应
应用	①诊断婴幼儿结核病 ②测定卡介苗接种效果 ③未接种卡介苗人群的流行病学调查 ④测定肿瘤患者的细胞免疫功能

结核分枝杆菌的微生物学检查方法与防治原则

抗酸染色找细菌,分离培养作鉴定,动物实验也可用,预防接种卡介苗,

抗痨治疗应全程,耐药菌株应注意。

表 13-9　结核分枝杆菌的微生物学检查方法与防治原则

	说明
微生物学检查法	
直接涂片染色（抗酸染色法）	结核分枝杆菌：红色 非抗酸性细菌、细胞：蓝色
分离培养	菜花样菌落，菌体染色抗酸性强可判定
动物实验（豚鼠或地鼠）	局部淋巴结肿大，消瘦或结核菌素试验阳性剖检，观察有无结核病变
预防	接种卡介苗（减毒活疫苗）
治疗	控制疾病，促使病灶愈合，消除症状，防止复发；注意耐药菌株（药敏试验）

二、麻风分枝杆菌

麻风分枝杆菌概况

抗酸阳性麻风菌，可致慢性麻风病。

表 13-10　结核分枝杆菌与麻风分枝杆菌的比较

	结核分枝杆菌	麻风分枝杆菌
形态	细长略弯，单个或分枝状，无鞭毛、无芽孢	同结核分枝杆菌
染色	抗酸染色阳性	同结核分枝杆菌
胞内菌	是	是
人工培养	慢，专性需氧，高营养需求，菌落呈菜花样	唯一不能人工培养的细菌
传播途径	呼吸道、消化道、破损皮肤黏膜	呼吸道、破损皮肤黏膜、密切接触
致病性	肺部感染：原发感染（原发综合征，少数全身粟粒性结核或结核性脑膜炎）、原发后感染（结核结节、纤维化或干酪样坏死） 肺外感染：脑、肾、骨、关节、生殖器官等结核	瘤型麻风：麻风结节，传染性强，麻风菌素试验阴性 结核样型麻风：自限性疾病，传染性小，麻风菌素试验阳性
免疫性	有菌免疫，以细胞免疫为主	同左

第十四章 嗜血杆菌属

📖 嗜血杆菌概况

嗜血杆菌有数种，生长需求有异同。有的属于正常菌，有的可以致炎症。

表 14-1 常见嗜血杆菌的生长需要及致病性

菌种	生长需要			溶血	致病性
	X因子	V因子	CO_2		
流感嗜血杆菌	+	+	−	−	原发性化脓感染或继发感染
副流感嗜血杆菌	−	+	−	−	口腔、咽部、阴道正常菌群，偶尔引起心内膜炎、尿道炎
溶血性嗜血杆菌	+	+	−	+	鼻咽部正常菌群，很少致病
副溶血嗜血杆菌	−	+	−	+	口咽部正常菌群，偶尔引起咽炎、口腔炎、心内膜炎
嗜沫嗜血杆菌	+	+	+	−	口腔、咽部正常菌群，龈缘菌斑中常见，偶尔引起脑脓肿、心内膜炎
副嗜沫嗜血杆菌	−	+	+	−	口腔、咽部、阴道正常菌群，偶尔引起脑脓肿、"亚细"、甲沟炎
杜克嗜血杆菌	+	−	+	−	软性下疳
埃及嗜血杆菌	+	+	−	−	急性、慢性结膜炎，儿童巴西紫癜热

📖 流感嗜血杆菌

流感杆菌非流感，继发感染多器官。革兰阴性小杆菌，卫星现象辨不难。

表 14-2 流感嗜血杆菌概况

项目	说明
形态结构	革兰氏阴性小杆菌，有菌毛，部分菌株有荚膜，无鞭毛，无芽孢
培养特性	由于需要特殊生长因子、X因子和V因子，须提供血液（嗜血杆菌）-巧克力平板，形成灰白色S型菌落；卫星现象：由于金黄色葡萄球菌可合成V因子，促进流感嗜血杆菌生长，故二者在血平板上共同培养时可出现离金黄色葡萄球菌菌落越近的流感嗜血杆菌菌落越大的现象，可用于流感嗜血杆菌的鉴定
生化反应与抗原性	流感嗜血杆菌可分解葡萄糖、蔗糖，不发酵乳糖、甘露醇 抗原物质主要是荚膜多糖和菌体抗原，荚膜多糖抗原具有型特异性
抵抗力	较弱

续表

项目	说明
致病性与免疫性	致病物质有荚膜、菌毛、内毒素、IgA 酶 可引起原发感染和继发感染（内源性），原发感染为有荚膜菌株引起的急性化脓性感染、脑膜炎、咽喉炎、关节炎、心包炎等（以小儿多见） 机体对此菌以体液免疫为主
微生物学检查	标本：①呼吸道感染：痰；②脑膜炎：脑脊液；③鼻咽炎：鼻咽分泌物；④关节炎：关节抽吸物；⑤菌血症：血液 检测方法： ①直接检测：直接涂片染色镜检，对脑膜炎、关节炎、下呼吸道感染具有快速诊断价值 ②分离培养：将标本接种于巧克力血平板或含脑心浸液的血平板中，根据培养特性、菌落形态、卫星现象、生化反应、荚膜肿胀试验等进行鉴定 ③分子生物学技术：PCR 技术用于鉴定临床标本中的流感嗜血杆菌，并作为确定分离株的试验 ④快速诊断方法：乳胶凝集试验、免疫荧光及荚膜肿胀试验检测荚膜抗原
防治原则	预防： ① b 型流感嗜血杆菌荚膜多糖疫苗 ② b 型流感嗜血杆菌荚膜多糖疫苗 + 白喉类毒素或脑膜炎奈瑟菌外膜蛋白——联合菌苗 治疗：选用广谱抗生素或磺胺类药物

第十五章 动物源性细菌

一、布鲁菌属

布鲁菌概况

全身症状波浪热,接触病畜猪牛羊,瑞特试验查抗体,柯氏染色红模样。

表 15-1 布鲁菌属生物学性状

生物学性状	说明
形态与培养	革兰氏阴性短小杆菌,需氧菌,营养要求较高
抗原构造与分型	M 抗原(羊布鲁菌菌体抗原)和 A 抗原(牛布鲁菌菌体抗原),两种抗原在不同的布鲁菌中含量不同
抵抗力	抵抗力较强,但对常用消毒剂均较敏感

表 15-2 主要布鲁菌的特性与鉴别

菌种	CO_2 需要	脲酶试验	H_2S 产生	含染料培养基中生长		凝集试验	
				复红 1:50000	硫堇 1:20000	抗 A 因子	抗 M 因子
牛布鲁菌	+	+	+	+	−	+	−
羊布鲁菌	−	不定	−	+	+	−	+
猪布鲁菌	−	+	+/−	−	+	+	+

布鲁菌的致病性与免疫性

病在家畜间传播,人受感染波浪热。通过多种途径传,人与人间传播开。

表 15-3 布鲁菌的致病性与免疫性

致病性与免疫性	说明
致病物质	主要包括内毒素、荚膜与侵袭性酶
所致疾病	动物:致母畜流产,还可表现为睾丸炎、附睾炎、乳腺炎和子宫炎等 人类:引起波浪热
致病机制	致病过程与Ⅳ型超敏反应有关;急性炎症与Ⅲ型超敏反应(Arthus 反应)有关
免疫性	以细胞免疫为主,可变为无菌免疫,各型间可出现交叉免疫

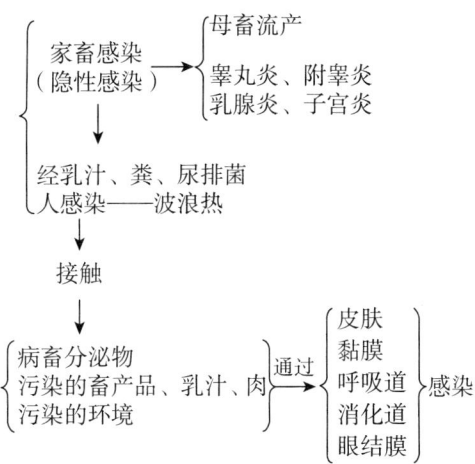

图 15-1　布鲁菌病流行环节

动物源性细菌的检测方法

分离培养与鉴定，血清试验与皮试。

表 15-4　动物源性细菌的检测方法

检测方法	说明
分离培养与鉴定	接种于双相肝浸液培养基培养后，根据涂片染色镜检、H_2S 产生、染料抑菌试验、玻片血清凝集试验等确定型别
血清学试验	凝集试验，补体结合试验
皮肤试验	皮试阳性可诊断为慢性或曾患过布鲁菌病

布鲁菌病的防治原则

控灭家畜布鲁病，减毒疫苗可接种，多西四环利福平，慢性对症与脱敏。

表 15-5　布鲁菌病的防治原则

防治原则	说明
预防	控制和消灭家畜布鲁菌病 切断传播途径 免疫接种：以畜群为主，疫区人群接种减毒活疫苗
治疗	急性期和亚急性期：利福平与多西环素联用，或四环素与利福平联用 神经系统受累：选用四环素合用链霉素 慢性期：除采用上述病原治疗外，尚需进行脱敏和对症治疗

二、耶尔森菌属

鼠疫耶尔森菌的生物学性状

革兰阴性短杆菌,培养基中有特性,抵抗能力比较弱,细菌特性易变异。

表 15-6 鼠疫耶尔森菌的生物学性状

生物学性状	说明
形态结构	为革兰氏染色阴性、两极浓染的卵圆形短小杆菌
培养特性	兼性厌氧,在含血液培养基上可形成细小、黏稠的粗糙型菌落;在肉汤培养管的表面形成菌膜,稍加摇动菌膜呈"钟乳石"状下沉
抵抗力	对理化因素抵抗力弱
变异性	其生化特性、毒力、耐药性和抗原构造等均可通过自发或诱发性突变及基因转移等机制发生变异而出现变异菌株

致病性与免疫性

鼠蚤传播黑死病,病后牢固免疫力。

表 15-7 鼠疫耶尔森菌的致病性与免疫性

致病性与免疫性	说明
疾病特点	贮存宿主:啮齿类动物 传播媒介:主要为鼠蚤 传播途径:通过鼠蚤的叮咬而感染人类,人群间通过人蚤或呼吸道等途径流行 免疫性:感染鼠疫耶尔森菌后能获得牢固免疫力
致病物质	F1 抗原:具有抗吞噬的作用,故与其毒力相关,其相应抗体有免疫保护作用 V/W 抗原:V 抗原存在于细胞质中,为可溶性蛋白;W 抗原位于菌体表面,为脂蛋白;两种抗原总同时存在,具有抗吞噬作用,与细菌毒力有关 外膜抗原:在突破宿主的防御机制、导致机体发病等方面具有重要作用 鼠毒素:主要作用在心血管系统,引起毒血症、休克
所致疾病	腺鼠疫:以急性淋巴结炎为特点,局部肿胀、化脓和坏死 肺鼠疫:患者多因呼吸困难或心力衰竭而死亡,死亡患者的皮肤常呈黑紫色,故有"黑死病"之称 败血症型鼠疫:发生休克和 DIC,皮肤黏膜见出血点及瘀斑,全身中毒症状和中枢神经系统症状明显,死亡率高

鼠疫耶尔森菌的微生物学检查方法

检查鼠疫短杆菌,分离培养与鉴定,直接涂片作镜检,血清试验测抗体。

表 15-8　鼠疫耶尔森菌的微生物学检查方法

微生物学检查方法	说明
直接涂片镜检	标本直接涂片，镜检观察典型形态与染色性
分离培养与鉴定	标本接种与血琼脂平板或 0.025% 亚硫酸钠琼脂平板等
血清学试验	反向间接血凝试验、ELISA 等方法测抗体滴度

鼠疫的防治原则

灭鼠灭蚤是根本，发现患者早隔离，预防接种活菌苗，抗菌药物疗效奇。

表 15-9　鼠疫的防治原则

防治原则	说明
预防	灭鼠和灭蚤是切断鼠疫传播环节、消灭鼠疫源的根本措施 发现患者应尽快隔离，与患者接触者可口服磺胺嘧啶 免疫接种：我国目前使用无毒株 EV 活菌苗
治疗	腺鼠疫：常用链霉素加磺胺类药物治疗 肺鼠疫和败血症型鼠疫：常用链霉素或阿米卡星加四环素治疗

三、芽孢杆菌属

炭疽杆菌

革阳粗杆竹节状，芽孢需氧尸深葬，人畜共患皮肺肠，组织坏疽黑炭样。

表 15-10　炭疽芽孢杆菌的生物学性状

生物学性状	说明
形态结构	革兰氏阳性粗大杆菌，呈竹节样排列，形成椭圆形芽孢，位于菌体中央
培养特性	兼需氧或兼性厌氧，培养形成灰白色粗糙型菌落，在血琼脂平板上不溶血；在肉汤培养基中呈絮状沉淀生长；在明胶培养基中可成为倒松树状
抵抗力	对化学消毒剂抵抗力很强；对碘及氧化剂较敏感，对青霉素、红霉素、氯霉素等均敏感

表 15-11　炭疽芽孢杆菌的致病性与免疫性

致病性与免疫性	说明
致病物质及免疫	荚膜：抗吞噬作用，有利于细菌在宿主组织中繁殖扩散 炭疽毒素：毒性作用直接损伤微血管内皮细胞，增加血管通透性而形成水肿，可抑制、麻痹呼吸中枢而引起呼吸衰竭死亡 免疫性：感染炭疽后可获得持久性免疫力
所致疾病	皮肤炭疽：人因接触患病动物或受染毛皮而引起皮肤炭疽，最后出现坏死和黑色焦痂，故名炭疽 肠炭疽：食入未煮熟的病畜肉类、奶或被污染食物而引起肠炭疽，出现连续性呕吐、肠麻痹及血便，但以全身中毒为主 肺炭疽：吸入含有大量病菌芽孢的尘埃可发生肺炭疽，很快出现全身中毒症状而死亡

炭疽芽孢杆菌的微生物学检查方法

检查炭疽芽孢菌，直接涂片作镜检，分离培养与鉴定，动物接种作检验。

表 15-12　炭疽芽孢杆菌的微生物学检查方法

微生物学检查	说明
直接涂片镜检	镜下可见竹节样排列的革兰氏阳性粗大杆菌
分离培养与鉴定	将标本接种于血琼脂平板和碳酸氢钠琼脂平板，用青霉素串珠试验、噬菌体裂解试验等进行鉴定
动物接种	取检材或培养物接种小鼠或豚鼠检测 检查炭疽毒素（ELISA 法），检测荚膜抗体（免疫荧光法），检测核酸（PCR 法）

表 15-13　炭疽芽孢杆菌与其他需氧芽孢杆菌的鉴别

性状	炭疽芽孢杆菌	其他需氧芽孢杆菌
荚膜	+	-
动力	-	+
血平板	不溶血或微溶血	多为迅速而明显溶血
$NaHCO_3$ 琼脂平板	黏液型菌落（有毒株）	粗糙型菌落
青霉素串珠试验	+	-
噬菌体裂解试验	+	-
动物致病力试验	+	-

炭疽病的防治原则

家畜感染要控制，病畜处理须彻底，牧场污染应处理，生物恐怖要警惕，接种减毒活疫苗，治疗首选青霉素。

表 15-14 炭疽芽孢杆菌的防治原则

防治原则	说明
预防	控制家畜感染和牧场的污染 病畜应严格隔离或处死深埋，死畜禁剥皮或煮食，须焚毁或深埋 警惕生物恐怖活动 免疫接种：炭疽减毒活疫苗
治疗	青霉素G为首选药物 青霉素过敏者可用环丙沙星及红霉素等

三类动物源性细菌的比较

布鲁菌疫与炭疽，同为二类致病菌，形态结构有差异，分离培养有特性。

表 15-15 布鲁菌、鼠疫耶尔森菌及炭疽芽孢杆菌的生物学特性

菌名	形态染色	特殊结构	培养特性	抗原构造	生物安全分类
布鲁菌	G^-球杆菌	微荚膜	37℃，5～10% CO_2，在双相肝浸液培养基培养48h可见细小、透明、无色S型菌落，血平板上不溶血	牛型A：M＝20：1 羊型A：M＝1：20 猪型A：M－2：1	二类
鼠疫耶尔森菌	G^-短小杆菌，两极钝圆、浓染，有多形性	荚膜	27～30℃，血琼脂平板或0.025%亚硫酸钠琼脂平板培养24～48h形成细小、黏稠R型菌落。肉汤液体培养基培养48h摇动可形成"钟乳石"状下垂	F1抗原、V/W抗原、外膜抗原、鼠毒素、内毒素	二类
炭疽芽孢杆菌	G^+粗大杆菌，短链或竹节状长链排列	芽孢和荚膜	需氧菌，35℃在普通琼脂平板培养24h形成白色R型菌落，边缘呈卷发样。血琼脂平板上不溶血。肉汤中呈絮状生长。在$NaHCO_3$血琼脂平板上形成M型菌落	炭疽毒素、荚膜多肽抗原、芽孢抗原、菌体多糖抗原	二类

蜡样芽孢杆菌

培养菌落融蜡状,食物中毒因污染。治用红霉氯霉素,庆大霉素亦敏感。

表 15-16 蜡样芽孢杆菌概况

概况	说明
生物学性状	革兰氏阳性大杆菌,芽孢多位于菌体中央或次末端;菌落较大,灰白色,表面粗糙似融蜡状
所致疾病	食物中毒:呕吐型和腹泻型 眼部感染:易失明 心内膜炎、菌血症和脑膜炎
防治原则	对红霉素、氯霉素和庆大霉素敏感;对青霉素、磺胺类耐药

四、其他动物源性细菌

柯克斯体概况

柯克斯体致 Q 热,蜱传动物和家畜,接种疫苗可预防,治疗选用抗生素。

表 15-17 柯克斯体属主要特点

属	代表菌种	所致疾病	传播特点	防治原则
柯克斯体属	贝纳柯克斯体	Q 热	传播媒介是蜱,蜱叮咬野生啮齿动物和家畜使其感染后成为主要传染源	接种疫苗。急性 Q 热口服四环素或多西环素;慢性 Q 热用多西环素和利福平

表 15-18 可引起人畜共患病(自然疫源性疾病)的病原体

种类	病原体名称
细菌	鼠疫耶尔森菌、布鲁菌、炭疽芽孢杆菌
病毒	日本脑炎病毒、登革病毒、森林脑炎病毒、黄热病毒、汉坦病毒、克里米亚-刚果出血热病毒、埃博拉出血热病毒
其他	钩端螺旋体、伯氏疏螺旋体、贝纳柯克斯体

第十六章 其他细菌

其他细菌概况

革阳棒状白喉菌,临床引起白喉病;革阴短杆鲍特菌,临床引起百日咳;
革阴嗜肺军团菌,军团菌病可流行;革阴铜绿假单菌,引起感染生绿脓。

表 16-1 白喉棒状杆菌等四种细菌的比较

菌种	形态结构染色	培养	致病物质	致病机制	所致疾病
白喉棒状杆菌	革兰氏阳性棒状杆菌,菌末端膨大,排列不规则,异染颗粒(主要成分是核糖核酸和多偏磷酸盐)	吕氏培养基—灰白色菌落 亚碲酸钾血培养—黑色菌落	白喉菌素、索状因子、K抗原	使延伸因子2失活,蛋白质无法合成 破坏哺乳动物细胞的线粒体 抗吞噬作用	白喉
百日咳鲍特菌	革兰氏阴性短杆状,有毒菌株有荚膜和菌毛,无鞭毛,无芽孢	初次分离培养用鲍-金培养基	荚膜、菌毛、多种毒素	局部组织损伤 该菌不入血	百日咳
嗜肺军团菌	革兰氏阴性杆菌;常用吉姆萨染色(红色)或Dieterle镀银染色(黑褐色);有鞭毛,无芽孢,有菌毛和微荚膜	专性需氧菌(兼性胞内寄生菌),生长需要多种元素	多种酶类、毒素、溶血素	抑制吞噬体与溶酶体的融合,使吞噬体内的细菌在吞噬细胞内生长繁殖而间接导致宿主细胞死亡	军团菌病:流感样型、肺炎型、肺外感染型
铜绿假单胞菌	革兰氏阴性杆菌,无芽孢,有荚膜,单端有1~3根鞭毛,运动活泼;临床分离株常有菌毛	在4℃不生长、在42℃可生长是铜绿假单胞菌的一个特点;产生带荧光的水溶性色素而使培养基变为亮绿色	内毒素、菌毛、荚膜、胞外酶、外毒素	局部组织损伤 QS系统对宿主免疫功能影响	呼吸系统感染、院内感染、继发感染、其他部位感染

白喉棒状杆菌

异染颗粒菌棒槌,碲盐菌落呈黑灰。咽喉假膜身中毒,窒息心炎两高危。
急防需用抗毒素,远防类毒要加追。

百日咳鲍特菌

痉挛阵咳鸡鸣音,眼血睑肿泪涕淋。联合疫苗百白破,一箭三雕护童婴。

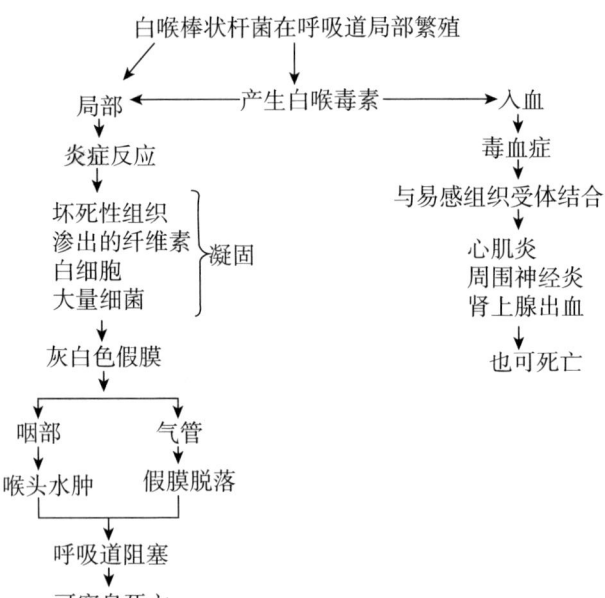

图 16-1 白喉致病机制

第十七章 放线菌属与诺卡菌属

放线菌属与诺卡菌属的生物学特征及致病性

革兰阳性呈分枝，菊花排列是衣氏。抗酸弱阳诺卡菌，培养特性有差异。
内源感染放线菌，慢性化脓肉芽肿，多发溃疡易形成，硫黄颗粒可排出。
外源感染诺卡菌，原发感染多在肺，引起化脓性炎症，脓肿瘘管可形成。

表 17-1　放线菌属与诺卡菌属的主要生物学特性

特征	放线菌属	诺卡菌属
培养特性	厌氧或微需氧 35～37℃生长 20～25℃不生长	专性需氧 20～25℃或37℃均生长
抗酸性	非抗酸性丝状菌	弱抗酸性丝状菌
细胞壁成分	含赖氨酸与鸟氨酸	含内消旋 DAP、阿拉伯糖与半乳糖
分布	人和动物口腔、上呼吸道、胃肠道、泌尿生殖道，为寄生性	土壤等自然环境中，多为腐生性
感染性	引起内源性感染	引起外源性感染
感染特征	多为慢性无痛性化脓性炎症，常伴有瘘管形成，排出硫黄样颗粒	星形诺卡菌常侵入肺部，引起化脓性炎症与坏死；巴西诺卡菌可形成瘘管
代表菌种	衣氏放线菌、牛型放线菌、龋齿放线菌	星形诺卡菌、巴西诺卡菌

微生物学检查与防治

涂片染色找病菌，分离培养与鉴定。清创排脓应仔细，抗菌药用6周余。

表 17-2　放线菌属与诺卡菌属的微生物学检查与防治原则

	检查法		防治
	直接镜检	分离培养	
放线菌属	取脓液标本中的硫黄样颗粒压片，可见革兰氏阳性菊花样菌丝	沙保培养基或血平板37℃，5% CO_2 培养	清创、大量广谱抗生素，用药6周以上
诺卡菌属	脓液标本涂片，可见革兰氏阳性或弱抗酸性分枝菌丝	沙保培养基或血平板30℃或37℃，星形诺卡菌45℃培养	清创、抗生素、磺胺类药物或环丝氨酸，用药6周以上

第十八章 支原体

一、支原体的主要生物学性状

支原体的共同特点

体积微小过滤器,高度多态缺胞壁。抗菌有效除青霉,人工培养冷凝集。菌落犹如荷包蛋,中厚边薄且微细。

表 18-1　支原体的共同特点

支原体的共同特点	说明
体积微小	直径 300~500nm,相当于大病毒,能通过除菌滤器
缺少细胞壁,高度多态性	形成球状、丝状、分枝状、哑铃状、环状等(形态多样)
能生长在无细胞的人工培养基中	微氧环境,在固体培养基上 2~7d 长出"油煎蛋"样菌落
对青霉素耐药	因无细胞壁,也无青霉素作用位点,但可被四环素和红霉素所抑制
对哺乳动物细胞膜有亲和性	

人类主要支原体的生化反应

几种常见支原体,生化反应有差异。

表 18-2　人类主要支原体的生化反应

支原体	分解葡萄糖	水解精氨酸	水解尿素	pH	吸附细胞
肺炎支原体	+	−	−	7.5	红细胞
人型支原体	−	+	−	7.0	−
生殖支原体	+	−	−	7.5	红细胞
发酵支原体	+	−	−	7.5	−
穿透支原体	+	+	−	7.5	红细胞,CD_4^+ T 细胞
解脲脲原体	−	−	+	6.0	红细胞[1]

注释:[1] 仅血清 3 型

支原体与 L 型细菌的比较

类似细菌 L 型,两者之间有差异。

表 18-3 支原体与 L 型细菌的比较

	支原体	L 型细菌
不同点		
培养是否需要胆固醇	+	-
菌落大小	0.1～0.3mm	0.5～1.0mm
菌体大小	0.3～0.5μm	0.6～1.0μm
细胞膜	含高浓度固醇	不含固醇
细胞壁缺失原因	遗传	青霉素、溶菌酶和胆汁等作用所致
能否返祖为原菌	否	能
液体培养	混浊度极低	有一定混浊度，可附壁
致病性	原发性非典型肺炎、泌尿生殖道感染等	慢性感染，如骨髓炎、尿路感染和心内膜炎等
相同点	无细胞壁、呈多形性、能通过滤菌器、对低渗敏感、"油煎蛋"样菌落、对青霉素抵抗	

二、致病性

支原体的致病物质与致病机制

致病物质有多种，侵犯人体致炎症。

表 18-4 致病物质与致病机制

致病物质	致病机制
黏附素	黏附于呼吸道或泌尿生殖道上皮细胞的黏蛋白受体
荚膜或微荚膜	抗吞噬作用
毒性代谢产物	如神经毒素、磷脂酶C、核酸酶、过氧化氢和超氧离子等均能引起宿主黏膜上皮细胞或红细胞的病理损伤
超抗原	刺激炎症细胞，分泌大量的细胞因子，引起组织损伤

感染部位与所致疾病

几种致病支原体，侵犯呼吸泌尿系。

表 18-5 人类致病支原体的感染部位与所致疾病

支原体	感染部位	所致疾病
肺炎支原体	呼吸道	上呼吸道感染、非典型肺炎、支气管炎、肺外症状（皮疹、心血管和神经系统症状）
人型支原体	呼吸道、生殖道	附睾炎、盆腔炎、产褥热
生殖支原体	生殖道	尿道炎
发酵支原体	呼吸道、生殖道	流感样疾病、肺炎
解脲脲原体	呼吸道、生殖道	尿道炎
穿透支原体	生殖道	协同HIV致病

三、微生物学检查方法

支原体的微生物学检查

分离培养与鉴定,抗原抗体查血清,分子生物学方法,PCR 来测基因。

表 18-6　支原体的微生物学检查

微生物学检查方法	说明
分离培养与鉴定	先接种 SP4 液体培养基,待培养基由红变黄,再转种固体培养基,通过菌落观察、生化反应、GIT、MIT 鉴定
血清学检查	冷凝集试验、ELISA 检测膜蛋白抗原和抗体
分子生物学方法	PCR 检测 16rRNA 基因或膜蛋白基因

四、防治原则

支原体感染的防治原则

注意隔离传染源,个人卫生很重要,疫苗至今未研制,药物治疗效果好。

表 18-7　支原体感染的防治

防治措施	说明
一般预防	注意卫生,隔离传染源
疫苗	无有效疫苗
药物	四环素类药物、大环内酯类药物和喹诺酮类药物

第十九章 立克次体

立克次体的共同特点

大于病毒小于菌,革兰阴性球杆形,两类核酸有胞壁,独特发育周期性,引起自然疫源病,能用多种抗生素。

表 19-1 立克次体的共同特点

共同特点	说明
大小	介于细菌与病毒之间
形态	球杆形或杆形,革兰氏阴性
有细胞壁	组成与革兰氏阴性菌相似
核酸结构	含有 DNA 和 RNA 两种核酸
有独特发育周期	二分裂法繁殖,专性胞内寄生。有核糖体和复杂的酶类,能进行多种代谢,但缺乏代谢所需的能量来源,必须利用宿主细胞的三磷酸盐和中间代谢产物作为能量来源
多数引起自然疫源性疾病	以节肢动物为传播媒介或储存宿主
对多数抗生素敏感	

常见立克次体

胞内生长病媒传,抗菌可治禁磺胺,斑疹伤寒恙虫热,外斐反应用变杆。

表 19-2 常见立克次体的主要生物学性状

立克次体种类	培养特性	二分裂	生长分布的位置	外斐反应		
				OX_{19}	OX_2	OX_K
普氏立克次体	活细胞内增殖	+	分散于细胞质内	+++	+	−
斑疹伤寒立克次体	活细胞内增殖		分散于细胞质内外	+++	+	−
立氏立克次体	活细胞内增殖	+	细胞质和核质区	+++	+	−
恙虫病立克次体	活细胞内增殖		近核处成堆	−	−	+++

表 19-3 立克次体、柯克斯体与巴通体的性质比较

属	人工培养	细胞内生长		细胞表面生长	最适 pH	CO_2 来源			DNA 的 G+C (mol%)
		胞质内或核内	吞噬溶酶体内			葡萄糖	谷氨酸	琥珀酸	
立克次体	−	+	−	−	7.0	−	+	弱	29~33
柯克斯体	−	−	+	−	4.5	弱	+	+	43
巴通体	+	−	−	+	7.0	−	弱	+	39

表 19-4 立克次体的致病性与免疫性

致病性与免疫性	说明
流行环节	节肢动物：传播媒介、储存宿主 啮齿类动物：寄生宿主、储存宿主
所致疾病	见表 19-5
致病机制	致病过程：立克次体→胞膜受体结合→被吞入局部血管内皮细胞内→胞内大量繁殖→第一次菌血症→全身中毒症状→再次进入全身血管内皮细胞→第二次菌血症→皮疹、脏器功能紊乱 主要病变： 　早期：内毒素引起增生性、血栓性或坏死性血管炎 　晚期：免疫病理所致
免疫力	细胞免疫较体液免疫更为重要，病后可获得持久的免疫力

表 19-5 人类立克次体病的主要特点

疾病	主要靶细胞	主要病变	主要临床表现
斑疹伤寒	内皮细胞	血管炎	发热、头痛、皮疹
斑点热	内皮细胞、平滑肌细胞	血管炎	发热、头痛、皮疹
恙虫病	内皮细胞	血管炎	发热、头痛、皮疹溃疡、焦痂、淋巴结肿大
Q 热	单核细胞、巨噬细胞	肉芽肿	发热、头痛、非典型肺炎、亚急性肝炎、亚急性或慢性心内膜炎
战壕热	不明	不明	反复发热、头痛、胫骨痛

常见致病性立克次体特征小结

节肢动物为媒介，严格细胞内寄生，斑疹伤寒恙虫病，病后可获免疫力。

表 19-6 常见致病性立克次体特性小结

种类	普氏立克次体	斑疹伤寒立克次体	恙虫病立克次体
流行环节	传染源：患者 储存宿主：患者 传播媒介：人虱 传播方式： 人→人虱→人	传染源：鼠 储存宿主：啮齿类动物（主要为鼠） 传播媒介：鼠虱或鼠蚤 传播方式： 鼠蚤⟷鼠⟷鼠 蚤→人⟷人虱	传染源：鼠 储存宿主：恙螨 传播媒介：恙螨 传播方式： 若虫→成虫→虫卵 ↑　　　　↓ 鼠等←幼虫　幼卵→人等 ↑　　　　↓ 虫卵←成虫←若虫
所致疾病	流行性斑疹伤寒（虱传伤寒或典型斑疹伤寒）	地方性斑疹伤寒（鼠型斑疹伤寒）	恙虫病（丛林斑疹伤寒）
血清学检测	外斐反应（变形杆菌 OX_{19} 抗原）阳性	同普氏立克次体	外斐反应（变形杆菌 OX_K 抗原）阳性
免疫性	持久，与地方性斑疹伤寒有交叉免疫	持久，与流行性斑疹伤寒有交叉免疫	较持久，以细胞免疫为主
预防原则			
一般预防	改善生活条件，讲究个人卫生，消灭体虱	讲究个人卫生，灭虱、灭蚤、灭鼠	讲究个人卫生，灭虱、灭蚤、灭鼠
特异预防	接种疫苗	接种疫苗	接种疫苗

第二十章 衣原体

衣原体概况

可穿滤器有涵体,胞内发育呈周期,沙眼性病均常见,抗菌药物可医治。

表 20-1 衣原体的主要生物学性状

	主要生物学性状
发育周期	原体和网状体（始体）
形态结构	原体：大小 0.2～0.4μm,呈球形、椭圆形或梨形,有细胞壁 始体：大小 0.5～1.0μm,呈球形、椭圆形,无细胞壁
原体特点	传染性强、无繁殖能力、细胞外稳定
始体特点	无传染性、有繁殖能力、细胞外不稳定
核酸特点	有 DNA 和 RNA 两种核酸
染色性	原体：吉姆萨染色为紫色,Macchiavello 染色为红色 始体：Macchiavello 染色为蓝色
培养特点	专性细胞内寄生,常用鸡胚接种法和组织细胞培养法
抗原组成	有属、种、型特异性抗原
抵抗力	耐冷、不耐热,对消毒剂、紫外线敏感,对四环素、氯霉素、多西环素和红霉素等抗菌药敏感

衣原体原体与始体的比较

衣原体,衣原体,胞内发育呈周期。原体感染毒性强,进入靶胞变始体,始体代谢和繁殖,发育成熟为原体。突破靶胞到胞外,再来威胁新靶胞。

表 20-2 原体与始体之比较

	原体（EB）	始体（网状体,RB）
大小	直径 0.2～0.4μm	直径 0.5～1.0μm
形态	小而致密,球形、椭圆形或梨形	大而疏松,球形、椭圆形
细胞壁	厚,坚固	薄,易破裂
类核结构	有致密的类核结构,发育成熟	类核结构体大,电子致密度低
染色特性	吉姆萨紫色、麦氏（MacChiavello）染色红色	麦氏（MacChiavello）染色蓝色
感染性（毒性）	高	无
繁殖能力	无	二分裂繁殖,代谢活跃

续表

	原体（EB）	始体（网状体，RB）
胞外稳定性	强	弱
RNA：DNA	1：1	3：1
红细胞凝集	+	-

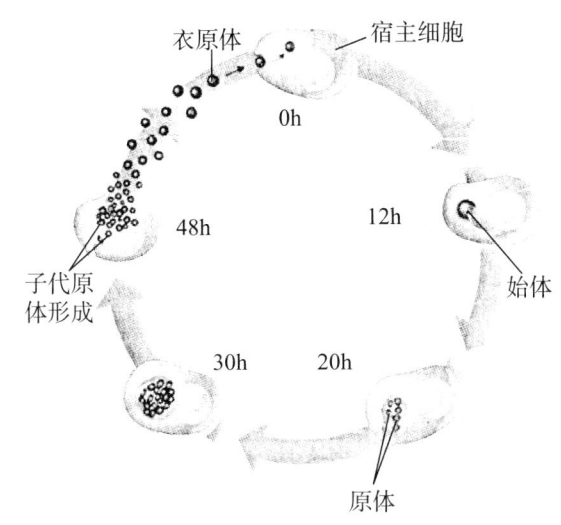

图 20-1　衣原体生命周期

注释：当原体与易感细胞接触，以吞噬、吞饮或受体介导的内吞方式进入细胞内，宿主细胞膜包围原体形成空泡，在空泡内原体逐渐增大，发育成为始体。始体在空泡内以二分裂形式繁殖，在空泡内形成许多子代原体。在易感细胞内含有繁殖的始体和子代原体的空泡，称为包涵体

常见衣原体的种类与特点

常见四种衣原体，生物特点有差异。

表 20-3　四种衣原体的主要特点

衣原体的特点	沙眼衣原体	肺炎衣原体	鹦鹉热衣原体	兽类衣原体
原体形态	圆形或椭圆形	梨形	圆形或椭圆形	圆形
包涵体结构	致密	疏松	疏松	疏松
包涵体糖原	+	-	-	-
异种 DNA 同源性	<10%	<10%	<10%	<12%
同种 DNA 同源性	>90%	>90%	14~95%	>88%
对磺胺的敏感性	+	-	-	-

续表

衣原体的特点	沙眼衣原体	肺炎衣原体	鹦鹉热衣原体	兽类衣原体
自然宿主	人和小鼠，主要是人	人	禽类和低等哺乳动物	牛和羊
血清型	19个	1个（TWAR株）	至少8个	3个?
所致人类主要疾病	沙眼、性传播疾病、婴幼儿肺炎	肺炎，以少年儿童为主，呼吸道感染	肺炎，以少年儿童为主，呼吸道感染	呼吸道感染

衣原体的致病性

致病物质有三种，引起沙眼性病等。

表 20-4　衣原体的致病物质

致病物质	致病作用
脂多糖	抑制宿主细胞代谢、直接破坏宿主细胞
MOMP	阻止吞噬体与溶酶体融合，有利于衣原体在吞噬体中增殖，且MOMP易变异，从而逃避特异性抗体的中和作用
热休克蛋白（HSP60）	能刺激机体巨噬细胞产生α-TNF、IL-1、IL-6等炎症细胞因子，直接损害宿主细胞，介导炎症发生和瘢痕形成

表 20-5　人类致病衣原体感染部位与所致疾病

衣原体（血清型）	感染部位	所致疾病
沙眼衣原体（A、B、Ba、C）	眼	沙眼
沙眼衣原体（D~K）	眼	包涵体结膜炎
沙眼衣原体（D~K）	眼	新生儿眼炎
沙眼衣原体（D~K）	生殖道（男）	尿道炎、附睾炎、直肠炎
沙眼衣原体（D~K）	生殖道（女）	尿道炎、宫颈炎、直肠炎、输卵管炎、男性不育、肝周炎、阑尾周围炎
鹦鹉热衣原体（羊株）	生殖道（女）	流产、死产
沙眼衣原体（L1~L3）	生殖道	性病淋巴肉芽肿
沙眼衣原体（D~K）	呼吸道	婴儿肺炎
肺炎衣原体	呼吸道	咽炎、肺炎
鹦鹉热衣原体（鸟株）	呼吸道	鹦鹉热
鹦鹉热衣原体（羊株）	呼吸道	肺炎

衣原体的微生物学检测

根据感染采标本，染色观察包涵体，分离培养用细胞，血清检查 ELISA，检查核酸可诊断，快速诊断 PCR。

表 20-6　人类致病性衣原体的微生物学检测

	沙眼衣原体	肺炎衣原体
标本	①沙眼或眼结膜炎：眼结膜刮片或眼穹窿部及眼分泌物 ②泌尿生殖道感染：泌尿生殖道拭子或宫颈刮片、初段尿 ③LGV：淋巴结脓肿、脓液生殖器溃疡或直肠组织标本 ④婴幼儿肺炎：鼻咽部分泌物等	痰标本、鼻咽拭子及支气管肺泡灌洗液等
直接涂片镜检	吉姆萨染色、碘液或荧光染色观察包涵体	吉姆萨染色或荧光染色观察包涵体
分离培养	鸡胚卵黄囊培养或细胞培养	细胞培养
血清学诊断	ELISA、间接免疫荧光试验、补体结合试验	间接免疫荧光试验
检查核酸	PCR 检测核酸可用于诊断，结合限制性片段长度多态性分析（RFLP）可用于分型	PCR 可用于临床标本的快速诊断

衣原体的防治原则

个人卫生很重要，抗菌药物好疗效。

表 20-7　人类致病性衣原体感染的防治原则

	沙眼衣原体	肺炎衣原体
一般预防	沙眼预防应注意个人卫生，避免接触传染；对泌尿生殖道衣原体感染的预防应广泛展开性传播疾病防治知识的宣传，积极治愈患者和带菌者	保持良好的个人卫生习惯，注意饮食均衡，经常进行户外活动等
疫苗	尚无有效疫苗	尚无有效疫苗
药物治疗	多西环素、罗红霉素、阿奇霉素、加替沙星等	红霉素、四环素、氯霉素及多西环素等

第二十一章 螺旋体

螺旋体概况

病原性之螺旋体,通常分为三个属。临床常见三种病:钩体梅毒莱姆病。

表 21-1 病原性螺旋体的特性

特性	钩端螺旋体	疏螺旋体	密螺旋体
外形	螺旋细密,两端呈钩状	螺旋稀疏,呈波浪状	螺旋细密,两端尖直
轴丝数	2	15～20	1～8
染色方法	镀银法	瑞氏或吉姆萨法	镀银法
体外培养	28～30℃,pH 6.8～7.5,3～4d	不佳	不佳
需气特性	需氧	微需氧	厌氧
抵抗力	中性水中能活20d以上,酸性水土中很快死亡	室温下存活60d以上,0℃下至少活100d	自然环境下不能存活
抗原特性	稳定,有型、群、属特异性,群及属抗原间有交叉	易变,属内抗原有交叉型、株的抗原特异性高	较稳定,有种属特异性,属内抗原有交叉
储存宿主	野生鼠类、猪、牛、家畜、人	虱、蜱、人、动物	人
主要传播方式	接触疫水	硬蜱叮咬	性传播
所致疾病	钩端螺旋体病	回归热、咽炎等	梅毒、雅司病

钩端螺旋体与梅毒螺旋体概况

接触疫水进钩体,暗镜检查看动力。寒热眼红与腿痛,凝溶助诊青霉治。

性道母胎传梅毒,RPR法诊及时。

表 21-2 钩端螺旋体与梅毒螺旋体的生物学性状比较

	钩端螺旋体	梅毒螺旋体
形态与结构特点	螺旋极细密规则,菌体一端或两端呈钩状;有轴丝(内鞭毛)	螺旋细密规则,菌体两端尖直;有轴丝
基因组	较大,有大小两个环状染色体	较小,仅有一个环状染色体
常用染色方法	Fontana 镀银染色	Fontana 镀银染色

续表

	钩端螺旋体	梅毒螺旋体
培养特性	柯索夫培养基、复方明胶培养基；需氧或微需氧，28～30℃，生长缓慢	尚不可体外人工培养；可用兔睾丸或眼前房保存菌种
抵抗力	较强，中性水及湿土中生存数周至数月，有利于传播	极弱，对冷、热、干燥均敏感
分型	至少分25个血清群和273个血清型，我国主要为黄疸出血群和波摩那群	–

表21-3 钩端螺旋体与梅毒螺旋体的致病特点与免疫性比较

	钩端螺旋体	梅毒螺旋体
主要致病物质	内毒素样物质、溶血素、细胞毒因子、致细胞病变作用物质	荚膜、外膜蛋白、透明质酸酶
所致疾病	钩端螺旋体病	梅毒
自然疫源性疾病	是	否
主要传染源	鼠类和猪	人
储存宿主	鼠类和猪	–
传播媒介	–	–
主要传播途径	皮肤黏膜、消化道、胎盘	性接触、母婴、血液
流行特征	夏秋季、雨水充足地区	散发
潜伏期	1～2周	3周
疾病临床表现	早期（菌血症）：寒热酸痛全身乏，眼红腿痛淋巴大 后期：肝、脾、肺、肾等脏器病变及体征	胎传梅毒：锯齿形牙齿、间质性角膜炎、神经性耳聋 后天梅毒：一期——硬下疳等；二期——梅毒疹、淋巴结肿大等；三期——皮肤及脏器慢性肉芽肿
免疫性	体液免疫为主	细胞免疫为主，传染性免疫

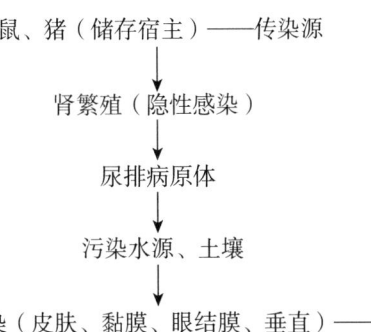

图21-1 问号钩端螺旋体传播方式

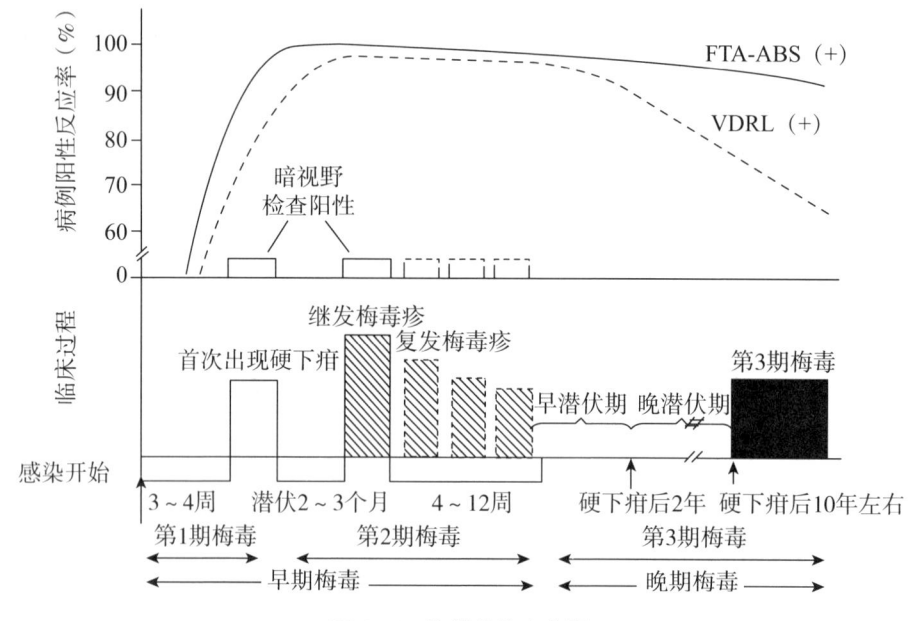

图 21-2 梅毒的临床分期

梅毒临床分三期，三期梅毒属晚期

螺旋体的微生物学检测法

微生物学检测法：病原血清及分生。

表 21-4 钩端螺旋体与梅毒螺旋体的微生物学检测

	钩端螺旋体	梅毒螺旋体
病原学检测	离心集菌后暗视野或镀银染色镜检；分离培养，豚鼠或金地鼠接种	暗视野或镀银染色或免疫荧光染色镜检
血清学方法	显微镜凝集试验、间接凝集试验、间接免疫荧光、ELISA	非特异性反应素：VDRL、RPR、TRUST；特异性Tb-Ab：FTA-ABS、TPHA、TPPA、rTP-ELISA
分子生物学方法	PCR、限制性内切酶指纹图谱分析	PCR

防治原则

一般措施很重要，钩体可用疫苗防，治疗首选青霉素，赫氏反应应预防。

表 21-5　钩端螺旋体与梅毒螺旋体的防治原则

	钩端螺旋体	梅毒螺旋体
一般措施	防鼠灭鼠，加强家畜管理及个人防护	加强教育和管理
疫苗	含当地流行血清型的多价死疫苗、外膜蛋白疫苗	尚无
治疗	首选青霉素，注意预防赫氏反应	首选青霉素

表 21-6　可经性传播的病原体

种类	病原体名称
细菌	淋病奈瑟菌
病毒	乙型肝炎病毒、人类免疫缺陷病毒、单纯疱疹病毒、人乳头瘤病毒、巨细胞病毒
其他	梅毒螺旋体、沙眼衣原体 D～K 型、解脲脲原体

第二十二章 病毒的基本性状

一、病毒的形态结构及化学组成

病毒特性

电镜观察因最细，油镜可见包涵体，核心衣壳和包膜，核酸类型只单一，
附入合成装释放，胞内生长是复制，抗菌无效用干扰，耐冷怕热要注意。

表 22-1 病毒的含义、大小和形态

	含义与特点
病毒	形态最微小，结构最简单，仅有一种类型核酸（RNA 或 DNA）的专性胞内寄生的非细胞型微生物
病毒体	一个完整成熟的病毒颗粒
病毒大小	以纳米为测量单位，各种病毒体的大小差别悬殊，常用电子显微镜观察和测量
病毒形态	多数病毒呈球形或近似球形，少数为杆状、丝状、弹状和砖块状，噬菌体呈蝌蚪状

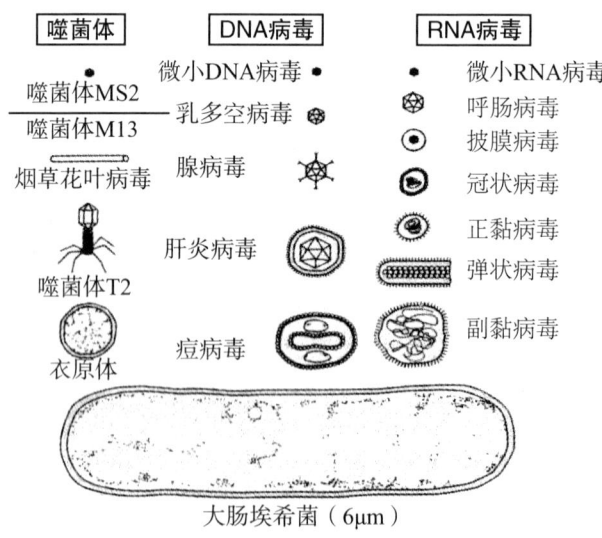

图 22-1 各类病毒形态、大小比较示意图

病毒结构分为四：核心衣壳包膜刺。

表 22-2　病毒的结构和化学组成及功能

结构	化学组成	功能
核心	核酸（DNA 或 RNA） （双链 / 单链） （线型 / 环型） （连续 / 分节段）	病毒复制 决定病毒的特性 具有感染性（感染性核酸） 保护核酸
衣壳	蛋白质	具有抗原性 与病毒的致病性有关 维持病毒的形状
包膜	蛋白质、糖、脂类	具有抗原性，维持病毒的形状
刺突	包膜表面突起的结构，是病毒基因编码的糖蛋白	与病毒致病性有关

病毒的化学组成

病毒成分有四种：核酸蛋白糖和脂。

表 22-3　病毒的化学组成、特点与功能

化学组成	特点	功能
核酸	分为 DNA 或 RNA，可以为单链或者双链，是主导病毒感染、增殖、遗传和变异的物质基础	①病毒复制 ②决定病毒的特性 ③具有感染性
蛋白质	结构蛋白：是组成病毒体的蛋白成分，主要分布在衣壳、包膜和基质中，具有良好的抗原性和特异性，介导病毒进入宿主细胞；病毒吸附蛋白指能与宿主细胞受体结合的蛋白 非结构蛋白：由病毒基因编码，不参与病毒构成的蛋白多肽，可存在于病毒体内，也可存在于感染细胞，主要为一些酶类和特殊功能的蛋白	结构蛋白的功能： ①保护病毒核酸 ②参与感染过程 ③具有抗原性
脂类和糖	脂质主要存在于包膜中，为病毒包膜的主要成分，有些病毒含少量糖类，以糖蛋白形式存在，也是包膜的表面成分之一；来自宿主细胞膜的病毒体包膜的脂类与细胞脂类成分同源，彼此易于亲和及融合，起到辅助感染的作用；对于干燥、热、酸和脂溶剂敏感	包膜的主要功能： ①维护病毒体结构的完整性，被破坏后失去感染性 ②辅助病毒感染 ③有种、型特异性

病毒与其他微生物的比较

相比其他微生物，病毒与之不相同。

表 22-4 立克次体、支原体、衣原体与细菌、病毒的微生物特征比较

特征	细菌	支原体	立克次体	衣原体	病毒
直径（μm）	0.5～2.0	0.2～0.25	0.2～0.5	0.2～0.3	<0.25
可见性	光学显微镜可见	光学显微镜勉强可见	光学显微镜可见	光学显微镜勉强可见	电子显微镜可见
过滤性	不能过滤	能过滤	不能过滤	能过滤	能过滤
革兰氏染色	阳性或阴性	阴性	阴性	阴性	—
细胞壁	有坚韧的细胞壁	无细胞壁	与细菌相似	与细菌相似	无细胞结构
繁殖方式	二分裂	二分裂	二分裂	二分裂	复制
培养方法	人工培养基	人工培养基	宿主细胞	宿主细胞	宿主细胞
核酸种类	DNA 和 RNA	DNA 和 RNA	DNA 和 RNA	DNA 和 RNA	DNA 或 RNA
核糖体	有	有	有	有	无
大分子合成	有	有	进行	进行	利用宿主细胞器
产生 ATP 系统	有	有	有	无	无
增殖过程中结构的完整性	保持	保持	保持	保持	失去
入侵方式	多样	直接	昆虫媒介	不清楚	决定宿主细胞性质
对抗生素	敏感	敏感（青霉素例外）	敏感	敏感	不敏感
对干扰素	某些菌敏感	不敏感	有的敏感	有的敏感	敏感

病毒的核酸类型

病毒核酸两大类：DNA 或 RNA。

表 22-5 病毒的核酸类型

核酸类型	核酸结构	病毒举例
DNA		
单链	线状单链	细小病毒
	环状单链	ΦX174、M13、fd 噬菌体
双链	线状双链	疱疹病毒、腺病毒、T 系大肠埃希菌噬菌体、λ 噬菌体
	有单链裂口的线状双链	T5 噬菌体
	有交联末端的线状双链	痘病毒
	闭合环状双链	乳多空病毒、PM2 噬菌体、花椰菜花叶病毒
	不完全环状双链	嗜肝 DNA 病毒

续表

核酸类型	核酸结构	病毒举例
RNA		
单链	线状，单链，正链	小 RNA 病毒、披膜病毒、RNA 噬菌体、烟草花叶病毒和大多数植物病毒
	线状，单链，负链	弹状病毒、副黏病毒（流行性腮腺炎）雀麦花叶病毒（多分体病毒）反转录病毒
双链	线状，单链，分段，正链	正黏病毒（流感）、副黏病毒
	线状，单链，分段，二倍体，正链	呼肠病毒、植物伤瘤病毒、噬菌体Φ6、许多真菌病毒
	线状，单链，分段，负链	
	线状，双链，分段	

二、病毒增殖

病毒增殖过程

活细胞内才增殖，基因模板来复制，复制周期分五步：吸附穿入及脱壳，生物合成是第四，组装成熟后释出。

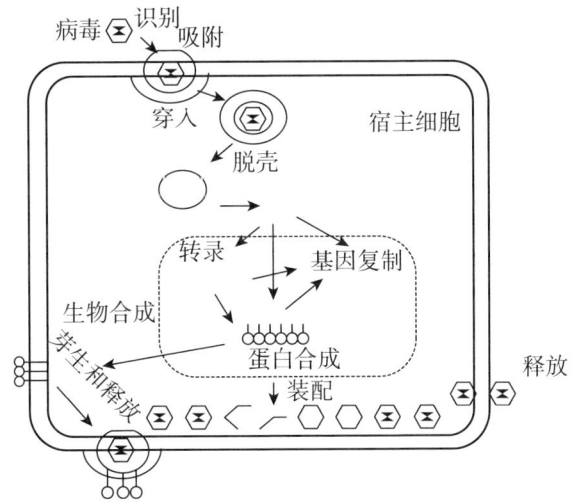

图 22-2 病毒复制主要步骤示意图

表 22-6　病毒增殖相关术语及主要内容

术语	内容
增殖要求	因病毒缺乏增殖所需的酶系统，只能在易感活细胞内进行增殖
增殖方式	以基因组为模板，在 DNA 或 RNA 聚合酶等作用下复制
复制周期	从病毒进入宿主细胞到复制释放出子代病毒的时间，包括吸附、穿入、脱壳、生物合成及组装、成熟和释放等步骤
吸附	①首先病毒和宿主细胞静电结合 ②宿主细胞表面受体与病毒表面成分特异性结合
穿入	通过吞饮或融合方式进入宿主细胞内
脱壳	病毒体脱去蛋白质外壳，释放或暴露出核酸
生物合成	病毒利用宿主细胞内物质大量合成病毒核酸和结构蛋白
其他步骤	通过组装、成熟和释放等步骤，最后完成复制周期

病毒感染宿主第一步——吸附

病毒表面有配体，宿主细胞有受体，配体吸附于受体，实现感染第一步。

表 22-7　常见病毒的宿主细胞受体

病毒	病毒配体蛋白	细胞表面受体
脊髓灰质炎病毒	VP1～VP3	特异膜受体
鼻病毒	VP1～VP3	黏附因子
埃可病毒	VP1～VP3	连接素
柯萨奇 A 病毒		连接素
甲型流感病毒	HA	唾液酸
单纯疱疹病毒	gB、gC、gD	硫酸乙酰肝素聚糖及 FGF 受体
EB 病毒	gp350	CD21
人巨细胞病毒	CD13 样分子	MHC-I 类型抗原 β2m
人疱疹病毒 6		CD46
人免疫缺陷病毒	gp120	CD4
狂犬病病毒	糖蛋白 G	乙酰胆碱受体
呼肠病毒	δ_1 蛋白	β 肾上腺素受体

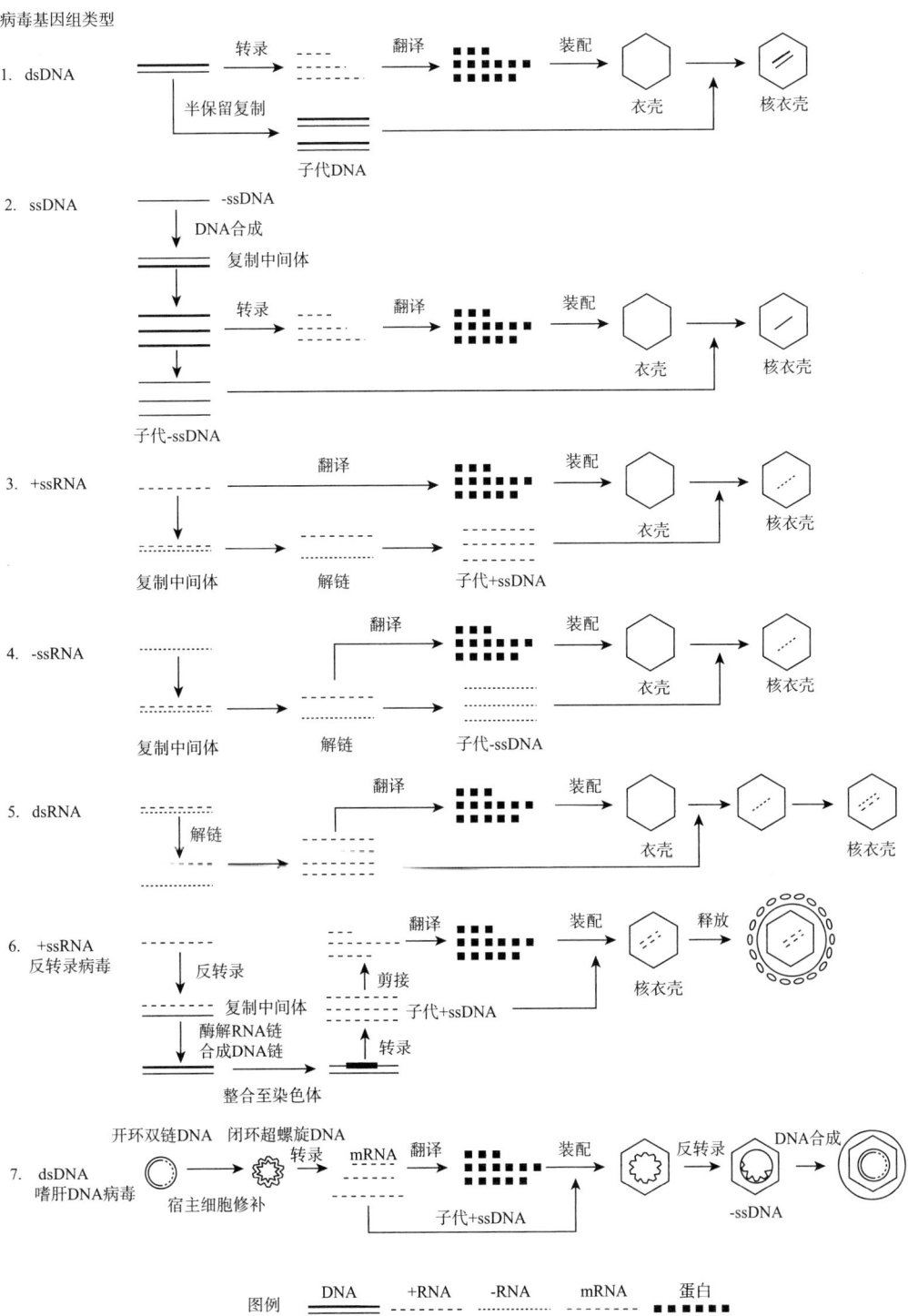

图 22-3 不同基因组类型病毒的复制过程示意图

病毒的异常增殖与干扰现象

异常增殖有两种，顿挫感染或缺陷，同一细胞两病毒，干扰现象可出现。

表 22-8　病毒的异常增殖与干扰现象

病毒的异常增殖	说明
顿挫干扰	指病毒在宿主细胞内不能合成本身成分或不能组装和释放出有感染性的病毒颗粒
缺陷病毒	指因病毒基因组不完整或因某一基因位点改变，不能进行正常增殖，复制不出完整的有感染性的病毒颗粒
干扰现象	两种病毒感染同一细胞时，可发生一种病毒抑制另一种病毒增殖的现象

三、病毒的遗传与变异

病毒的遗传与变异概况

遗传变异在病毒，可以分为四种类，基因突变是第一，二是重组与重配，
基因整合是第三，产物作用第四位。

表 22-9　病毒的遗传与变异

病毒的遗传与变异	说明
基因突变	病毒在增殖过程中常发生基因组中碱基序列的缺失、置换或插入，引起基因突变
条件致死性突变株	只能在某种条件下增殖，而在另一种条件下则不能增殖的病毒株
缺陷型干扰突变株	指因病毒基因组中的碱基缺失突变引起，其所含的核酸较正常病毒明显减少，并发生各种各样的结构重排
宿主范围突变株	指病毒基因组突变而影响了对宿主细胞的感染范围，能感染野生型病毒所不能感染的细胞
耐药突变株	指病毒对针对病毒酶的药物产生了耐药性或抗药性，因病毒编码的病毒酶基因发生了改变
基因重组与重配	两种病毒感染同一宿主细胞发生基因的交换，产生具有两个亲代特征的子代病毒，并能继续增殖，该变化称为基因重组；基因分节段的 RNA 病毒通过交换 RNA 节段而进行基因重组称为重配
基因整合	指病毒基因组与细胞基因组的重组过程
病毒基因产物相互作用	
互补作用或加强作用	指两种病毒感染同一细胞时，其中一种病毒的基因产物促使另一种病毒增殖
表型混合与核壳转移	两株具有某些共同特征的病毒感染同一细胞时，可出现一种病毒所产生的衣壳或包膜裹在另一病毒基因组外面的现象，称为表型混合；无包膜病毒发生的表型混合称为核壳转移

四、理化因素对病毒的影响

理化因素对病毒的影响

理化因素有多样，可使病毒受影响。

表 22-10 理化因素对病毒的影响

理化因素	对病毒的影响
物理因素	
温度	大多数病毒耐冷（0℃以下）不耐热（60℃以上）
pH	大多数病毒在 pH 5～9 范围内较稳定，pH＜5 或＞9 易被灭活
射线或紫外线	γ射线、X射线和紫外线都能使病毒灭活
化学因素	
脂溶剂	易溶解病毒包膜
酚类	可使病毒的蛋白质变性
氧化剂、卤素及其化合物	病毒对其都很敏感
抗生素	对病毒无抑制作用
某些中草药	如大青叶、板蓝根等能抑制某些病毒

五、病毒的分类

病毒的类型

根据核酸分两类：DNA 与 RNA。

表 22-11 DNA 病毒分科及重要病毒

病毒科名	分类的主要特点	主要成员
痘病毒科	dsDNA，有包膜	天花病毒、痘苗病毒、猴痘病毒、传染性软疣病毒
疱疹病毒科	dsDNA，有包膜	单纯疱疹病毒Ⅰ型和Ⅱ型，水痘-带状疱疹病毒，EB 病毒，巨细胞病毒，人疱疹病毒 6、7、8 型
腺病毒科	dsDNA，有包膜	腺病毒
嗜肝病毒科	dsDNA，复制过程有反转录	乙型肝炎病毒
乳多空病毒科	dsDNA，环状，无包膜	乳头瘤病毒
小 DNA 病毒科	+ssDNA，无包膜	细小 B19 病毒，腺病毒伴随病毒

表 22-12　RNA 病毒分科及重要病毒

病毒科名	分类的主要特点	主要成员
副黏病毒科	-ssRNA，不分节，有包膜	副流感病毒、仙台病毒、麻疹病毒、腮腺炎病毒、呼吸道合胞病毒、偏肺病毒
正黏病毒科	-ssRNA，分节，有包膜	流感病毒 A、B、C 型
逆转录病毒科	两条相同的 +ssRNA，不分节，有包膜	HIV、HTLV
小 RNA 病毒科	+ssRNA，不分节，无包膜	Poliovirus、埃可病毒、Coxsackievirus
冠状病毒科	+ssRNA，不分节，有包膜	冠状病毒
沙粒病毒科	-ssRNA，分节，有包膜	拉沙热病毒、塔卡里伯病毒群（鸠宁和马秋波病毒）、淋巴细胞性脉络丛脑膜炎病毒
弹状病毒科	-ssRNA，不分节，有包膜	狂犬病毒、水疱口炎病毒
纤丝病毒科	-ssRNA，不分节，有包膜	埃博拉病毒、马堡病毒

其他病毒类型——亚病毒

朊粒卫星类病毒，三者称为亚病毒。

表 22-13　亚病毒

类型	说明
类病毒	为植物病毒，仅由 250～400 个核苷酸组成，与人类疾病的关系不明
卫星病毒	为植物病毒，单链 RNA，曾为拟病毒
朊粒	是一种由正常宿主细胞基因编码的构象异常的朊蛋白（PrP），尚未发现核酸成分，是人和动物传染性海绵状脑病的病原体

第二十三章 病毒的感染与免疫

一、病毒的致病作用

病毒感染的途径

病毒感染途径多，多数选择一途径，破损皮肤及血液，呼吸道或消化道，眼及泌尿生殖道，或经胎盘及产道。

表 23-1 人类病毒水平感染的途径

主要感染途径	传播方式及途径	病毒种类
呼吸道	空气、飞沫或皮屑	流感病毒、鼻病毒、麻疹病毒、腮腺炎病毒、腺病毒及部分EB病毒与肠道病毒、水痘病毒等
消化道	污染水或食品	脊髓灰质炎病毒、其他肠道病毒、轮状病毒、甲肝病毒、戊肝病毒、部分腺病毒
输血、注射或器官移植	污染血或血制品、污染注射器	HIV、乙肝病毒、丙肝病毒、巨细胞病毒
眼或泌尿生殖道	接触、游泳池、性交	HIV，疱疹病毒1、2型，肠道病毒70型，腺病毒，乳头瘤病毒
经胎盘、围生期	宫内、分娩产道、哺乳等	乙肝病毒、HIV、巨细胞病毒、风疹病毒
破损皮肤	昆虫叮咬、狂犬、鼠类	脑炎病毒、出血热病毒、狂犬病毒

表 23-2 按病毒传播方式和感染部位分类

病毒组	特征	举例
虫媒病毒	借助昆虫（蚊、蜱、螨等）叮咬传播	布尼雅病毒科、黄病毒、披膜病毒及部分呼肠病毒
肠道病毒	经胃肠道感染人体，可引起/不引起胃肠道系统症状，亦可引起全身感染	小RNA病毒、杯状病毒、星状病毒、轮状病毒和部分腺病毒
呼吸道病毒	一般引起上呼吸道疾病，有些引起肺部感染	正黏病毒、副黏病毒、鼻病毒、某些腺病毒和冠状病毒
肝炎病毒	感染肝	甲、乙、丙、丁、戊、庚型肝炎病毒，TTV等
性传播病毒	通过性接触传播，可引起局部或全身感染	HPV、HIV、某些疱疹病毒和某些肝炎病毒

可垂直传播的微生物

某些病原微生物,垂直传播可致病。

表 23-3 垂直传播方式及常见微生物性疾病

类型	途径	微生物
产前	胎盘	风疹病毒、巨细胞病毒、梅毒螺旋体、弓形体、淋病奈瑟菌
围生期	已感染的产道	衣原体
产后	哺乳、直接接触	巨细胞病毒、乙型肝炎病毒
生殖细胞	人基因组含病毒 DNA	多种反转录病毒

病毒对宿主细胞的致病作用

病毒感染人遭殃,宿主细胞受损伤。

表 23-4 病毒对宿主细胞的致病作用

病毒的致病作用	说明
杀细胞效应	病毒在宿主细胞内复制完毕,裂解细胞释放大量子代病毒,并使细胞死亡
稳定状态感染	有些病毒感染细胞不具备杀细胞效应
细胞融合	病毒使感染的细胞与邻近细胞融合,扩散到未感染细胞,形成多核巨细胞或合胞体
出现新抗原	病毒感染的细胞膜上常出现由病毒基因编码的新抗原,使宿主细胞成为靶细胞
包涵体形成	受感染细胞内形成包涵体,可能是病毒颗粒的聚集物,也可能是病毒增殖留下的痕迹,或是病毒感染引起的细胞反应物
细胞凋亡	是由基因控制的程序性死亡,由病毒感染启动
基因整合与细胞转化	某些 DNA 病毒和反转录病毒可将基因整合于宿主细胞基因中,可导致细胞转化,增殖变快,失去细胞间接触抑制

病毒感染所致的溶细胞机制

病毒感染溶细胞,作用机制四方面,抑制蛋白质合成,抑制降解 DNA,改变细胞膜结构,有的形成包涵体。

① 溶细胞型感染导致宿主细胞死亡　　② 基因整合导致宿主细胞转化（有些病毒感染导致病毒基因持续插入宿主细胞基因组中而不产生子代病毒）

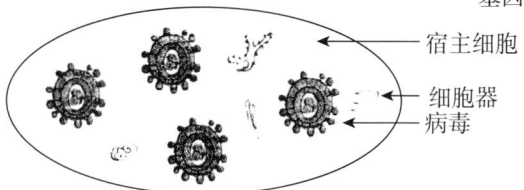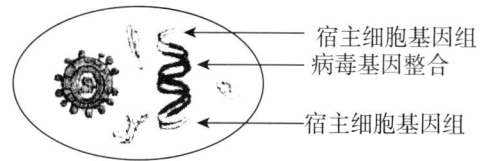

③ 细胞膜融合使宿主细胞融合　　④ 细胞结构被破坏引起细胞病变效应（CPE）

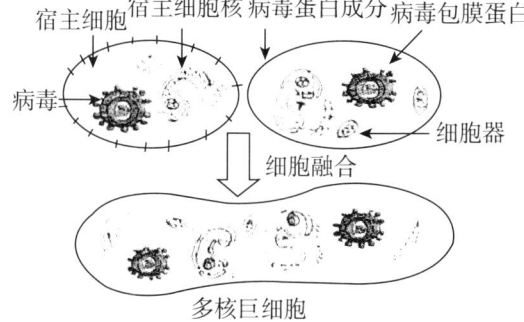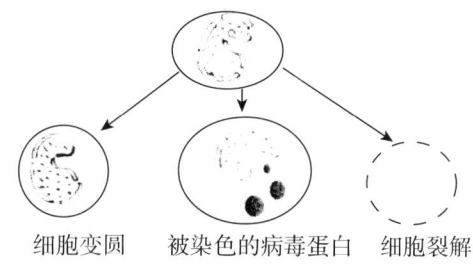

图 23-1　在细胞水平上病毒感染的致病作用类型

表 23-5　病毒感染所致的溶细胞机制

机制	病毒
抑制细胞蛋白质合成	脊髓灰质炎病毒、单纯疱疹病毒、披膜病毒、痘病毒
抑制和降解细胞 DNA	疱疹病毒
改变细胞膜结构	
糖蛋白的插入	所有有膜病毒
融合细胞形成	单纯疱疹病毒、水痘-带状疱疹病毒、副黏病毒、HIV
破坏细胞骨架	无包膜病毒集聚、单纯疱疹病毒
通透性改变	披膜病毒、疱疹病毒
损伤溶酶体	有膜和无膜病毒
包涵体形成	
胞质内包涵体	狂犬病病毒、痘病毒
核内包涵体	腺病毒
核内和胞质内包涵体	麻疹病毒、人巨细胞病毒

病毒感染的免疫病理作用

病毒感染产抗体,超敏反应可引起,细胞免疫被激活,自身抗原伤机体,致炎因子大量生,代谢紊乱生疾病,某些病毒感染时,免疫功能受抑制。

表 23-6 病毒感染的免疫病理作用

病毒感染的免疫病理作用	说明
抗体介导的免疫病理作用	感染病毒抗原可出现于宿主细胞表面,与抗体结合后,激活补体,导致宿主细胞破坏,属Ⅱ型超敏反应;病毒抗原与抗体复合物可出现于血循环中,沉积在任何部位,形成Ⅲ型超敏反应
细胞介导的免疫病理作用	CTL对靶细胞膜上的病毒抗原识别后引起的杀伤也可损伤宿主细胞;有些病毒蛋白与宿主组织蛋白存在共同的抗原决定簇,可能引起针对自身抗原的细胞免疫反应
致炎因子的免疫病理作用	IFN-γ、IFN-α、IL-1等细胞因子大量产生,将引起代谢紊乱、休克、DIC等
免疫抑制作用	某些病毒感染可抑制免疫功能

表 23-7 病毒感染的免疫病理

免疫病理反应	免疫介质	病毒举例
流感样综合征	INF、淋巴因子	呼吸道病毒、虫媒病毒
迟发型超敏反应	T细胞、中性粒细胞	有包膜病毒
免疫复合物疾病	抗体、补体	乙型肝炎病毒、风疹病毒
出血性疾病	T细胞、抗体、补体	登革病毒
皮疹	细胞毒性T细胞	麻疹病毒
免疫抑制	–	HIV、人巨细胞病毒、麻疹病毒、流感病毒

病毒免疫逃避机制

病毒寄生细胞内,容易逃避其抗体;抗原经常有变异,免疫应答来不及;抗原结构很复杂,免疫应答不顺利;免疫细胞受损伤,T、B细胞可死亡;降低抗原表达力,免疫增强伤机体。

表 23-8 病毒免疫逃逸机制

病毒免疫逃避机制	病毒举例及作用方式
细胞内寄生	所有病毒皆为严格细胞内寄生,可逃避抗体、补体及药物的作用
抗原变异	HIV、甲型流感病毒高频率的抗原变异使得免疫应答滞后
抗原结构复杂	一些病毒型别多、抗原多态性等因素致使免疫应答不利

续表

病毒免疫逃避机制	病毒举例及作用方式
损伤免疫细胞	HIV、EB病毒、麻疹病毒等可在T细胞或B细胞内寄生导致细胞死亡
降低抗原表达	腺病毒、巨细胞病毒可抑制MHC-Ⅰ转录、表达
病毒的免疫增强作用	见于特殊病毒（登革病毒等），体内预先存在中和抗体或经胎盘获得，再次感染能促进游离的病毒进入细胞内，导致病毒血症及复合物形成，继之大量细胞因子及血管活性因子释放，加重感染

病毒的感染类型

隐性显性或急性，还有感染持续性。

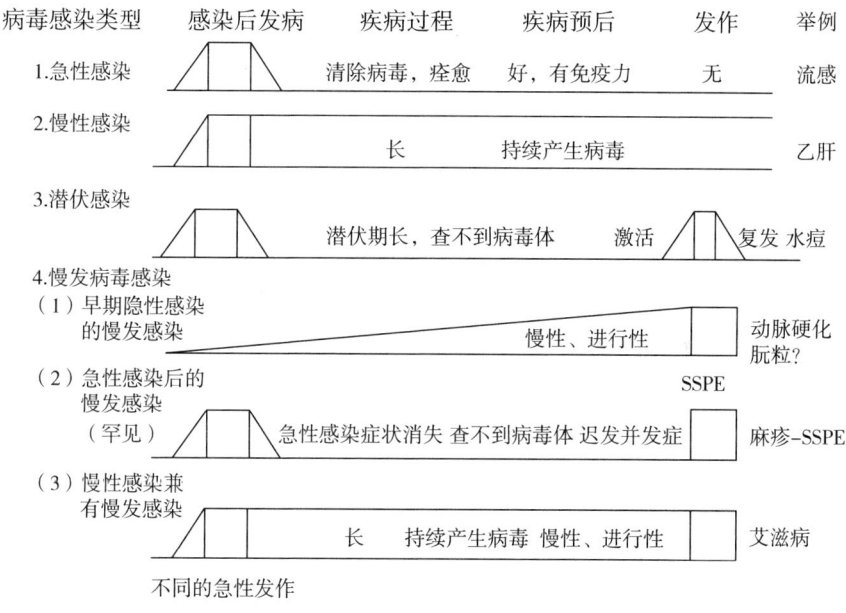

图 23-2 显性感染过程不同表现示意图

表 23-9 病毒感染的类型

病毒感染的类型	说明
隐性病毒感染	病毒进入机体后不引起临床症状
显性病毒感染	感染病毒后出现临床症状
急性病毒感染	潜伏期短，发病急，病程数日至数周，病后常获特异性免疫
持续性病毒感染	可分为慢性感染、潜伏感染、慢发病毒感染、急性病毒感染迟发并发症四种类型

表 23-10 持续性病毒感染的分类

类型	定义及举例
潜伏感染	显性或隐性感染后，病毒基因存在于细胞内但不复制，免疫力低下等条件激活，疾病复发，如艾滋病、唇疱疹、带状疱疹
慢性感染	显性或隐性感染后，病毒未完全清除，血中可持续检出，表现轻微或无临床症状，但常反复发作、迁延不愈，如乙型肝炎、丙型肝炎
慢发病毒感染	慢性发展进行性加重，潜伏期可达数月至数年，症状出现后进行性加重，最终死亡，虽较为少见但后果严重，如 HIV、狂犬病病毒及朊粒
急性病毒感染迟发并发症	感染 1 年或数年后发生致死性的并发症，如亚急性硬化性全脑炎

表 23-11 引起人类持续性感染的病毒及相关疾病

病毒	急性感染所致疾病	病毒持续性感染的细胞与组织	持续性感染所致疾病或相关疾病
DNA 病毒			
单纯疱疹病毒 1/2 型	皮肤、黏膜疱疹，角膜炎	神经元（感觉神经节）	疱疹、生殖道疱疹
人疱疹病毒 6 型	幼儿急疹	T、B 细胞	不详，但与加重人免疫缺陷病毒感染可能相关
水痘 - 带状疱疹病毒	水痘	神经元和（或）周围细胞	带状疱疹
EB 病毒	传染性单核细胞增多症	B 细胞、咽部上皮细胞	Burkitt 淋巴瘤、鼻咽癌
巨细胞病毒	肺炎、脑炎、视网膜炎、传染性单核细胞增多症、先天畸形	肾、唾液腺	脑炎、视网膜炎
多瘤病毒 -BK	出血性膀胱炎	肾	出血性膀胱炎
多瘤病毒 -JC	不详	肾、中枢神经系统	进行性多灶性白质性脑炎
腺病毒	结膜炎、呼吸道炎症	增殖体、扁桃体、淋巴细胞	不详
乳头瘤病毒	乳头状瘤	皮肤上皮细胞	乳头瘤、癌症
乙型肝炎病毒	急性肝炎	肝、胰、肾	慢性肝炎、肝癌
微小病毒 B19	小儿传染性红疹	脊髓中前红细胞	溶血性贫血、慢性骨髓功能衰竭

续表

病毒	急性感染所致疾病	病毒持续性感染的细胞与组织	持续性感染所致疾病或相关疾病
RNA 病毒			
丙型肝炎病毒	急性肝炎	肝细胞、淋巴细胞？巨噬细胞？	慢性肝炎、肝癌
麻疹病毒	麻疹	神经元、其他中枢神经细胞	SSPE、麻疹后脑炎
风疹病毒	风疹、先天畸形	中枢神经系统、淋巴细胞	进行性脑炎、胰岛素依赖型糖尿病？青年期关节炎？
反转录病毒			
人免疫缺陷病毒	不明显或乏力	$CD4^+T$ 细胞、单核巨噬细胞、神经胶质细胞	艾滋病（AIDS）
人T细胞白血病病毒Ⅰ~Ⅱ型	不明显	T 细胞	白血病、多发性肌炎

病毒感染的发病率

病毒致病有强弱，发病比率有高低。

表 23-12 主要病毒感染的发病（显性感染）率

病毒	发病（显性感染）率	病毒	发病（显性感染）率
麻疹病毒	最高可达 100%	HIV	10%~15%
流感病毒	甲型流感病毒、新亚型病毒发病率高	HAV	不超过 5%
腮腺炎病毒	最高可达 80%	HBV	2%~3%
风疹病毒	60%~70%	脊髓灰质炎病毒	1%
狂犬病病毒	30%~100%	流行性乙型脑炎病毒	0.33%
HSV	潜伏感染		

病毒感染与肿瘤

有的病毒可致癌，受到感染莫松懈。

表 23-13　病毒感染与肿瘤的关系

相关程度	所致肿瘤	相关病毒
肿瘤由病毒感染所致	乳头瘤（人疣） 人 T 细胞白血病 原发性肝癌	人乳头瘤病毒 人类嗜 T 细胞病毒 HBV、HCV
肿瘤与病毒感染密切相关	鼻咽癌、淋巴瘤 宫颈癌 卡波西肉瘤	EB 病毒 人乳头瘤病毒、单纯疱疹病毒 2 型 单纯疱疹病毒 8 型

二、抗病毒免疫

抗病毒免疫分类

机体免疫抗病毒，分为适应与固有。

表 23-14　抗病毒免疫分类

分类	主要组成成分
非特异性免疫（固有免疫）	体液、细胞因子、单核巨噬细胞系统、干扰素（IFN）、NK 细胞
特异性免疫（适应性免疫） 　体液免疫 　细胞免疫	 病毒中和抗体、血凝抑制抗体、补体结合抗体 细胞毒性 T 细胞、$CD4^+$ Th1 细胞

固有免疫抗病毒作用

固有免疫抗病毒，首道防线干扰素，先天不敏及屏障，细胞作用杀病毒。

表 23-15　固有免疫抗病毒作用

组成	作用
干扰素	是抗病毒感染的第一道防线，它不能直接灭活病毒，而是通过诱导细胞合成抗病毒蛋白发挥效应；它还有免疫调节作用和抗肿瘤活性
先天不感受性	细胞膜上无病毒受体
屏障作用	如血脑屏障、血-胎盘屏障等
细胞作用	如巨噬细胞、NK 细胞能杀伤病毒

干扰素

干扰素能抗病毒，作用虽短却迅速。

表 23-16　干扰素的性质与作用

种类	含义
定义	病毒或诱生剂刺激人或动物细胞所产生的一种糖蛋白
作用	抗病毒、抗肿瘤和免疫调节等多种生物学活性
特点	抗病毒作用广谱，只能抑制病毒，不能杀灭病毒，作用具有相对的种属特异性
种类与性质	因抗原性不同可分为α、β和γ三种，α和β属于Ⅰ型干扰素，抗病毒作用强于免疫调节作用；γ干扰素称免疫干扰素，属Ⅱ型干扰素，是重要的细胞因子，其免疫调节作用强于抗病毒作用；机体可产生干扰素抗体而影响其作用
作用时间	干扰素发挥抗病毒作用迅速，在感染的几小时内就能起作用，抗病毒状态可持续2～3天

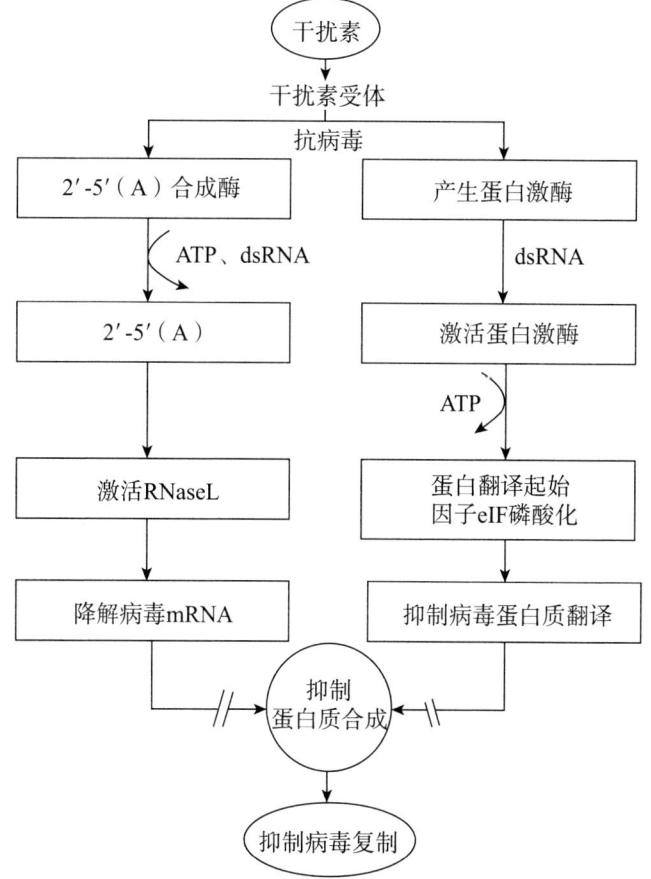

图 23-3　干扰素抑制病毒蛋白翻译的两种途径

适应性免疫抗病毒作用

特异适应性免疫,体液细胞两类型。

表 23-17 适应性免疫抗病毒作用

组成	作用
体液免疫	
中和抗体	能与细胞外游离的病毒结合而消减病毒的感染能力
血凝抑制抗体	能刺激机体产生血凝抑制作用
补体结合抗体	增强吞噬细胞的作用
细胞免疫	
CTL（CD8$^+$细胞毒性T细胞）	能直接杀伤靶细胞
CD4$^+$ Th1 细胞	有重要的抗病毒作用

抗体的抗病毒作用

抗体能够抗病毒,作用机制为特有。

表 23-18 抗体的抗病毒作用

作用对象	作用方式	作用机制
游离病毒	抗体单独	①阻止病毒吸附和侵入细胞 ②与病毒形成免疫复合物 ③被巨噬细胞吞噬 ④阻止病毒脱壳
溶解病毒感染细胞	抗体+补体	①裂解包膜病毒 ②病毒感染细胞溶解 ③发挥调理作用
	抗体与病毒感染细胞结合	发生 ADCC

表 23-19 抗病毒抗体的主要功能

抗体	IgG	IgM	IgA
抗病毒作用	清除血管内外病毒,具有免疫记忆反应	清除血液中病毒,初次免疫应答抗体	主要介导黏膜免疫,sIgA
活化补体			
经典途径	+++	++++	−
C3 旁路	−	−	+
通过胎盘	+++	−	−
ADCC	++		

T 细胞和 B 细胞的抗病毒作用

B 胞 T 胞抗病毒，作用机制各千秋，B 胞抗毒泌抗体，T 胞杀伤抗病毒。

表 23-20　T 细胞和 B 细胞抗病毒免疫应答比较

免疫类别	靶抗原分子	抗病毒作用机制
B 细胞免疫	游离病毒表面糖肽 病毒外衣壳蛋白 由感染的细胞膜所表达的病毒糖肽	抗体中和作用 对病毒的调理作用 依赖抗体由补体介导细胞毒性（ACMC）作用 细胞介导的抗体依赖细胞毒性（ADCC）作用 下调细胞内病毒基因的表达
CD4⁺ T 细胞免疫	由 MHC II 类分子呈递的病毒外源性多肽（分为 10~20 个多肽）	释放抗病毒细胞因子 IFN-γ 和 TNF 等 活化或补充巨噬细胞 辅助产生抗病毒抗体 辅助 CD8⁺ CTL 应答 杀伤被病毒感染的细胞
CD8⁺ T 细胞免疫	由 MHC I 类分子呈递的病毒内源性多肽（分为 8~10 个多肽）	杀伤被病毒感染的细胞 释放抗病毒细胞因子 IFN-γ 和 TNF 等 活化或补充巨噬细胞

机体抵抗病毒感染的机制

病毒感染各阶段，抵抗机制不一般。

表 23-21　机体抵抗病毒感染的机制

感染阶段	免疫反应	机制
早期感染 （第一道防线）	干扰素、自然杀伤细胞 可溶性黏膜表面 IgA 抗体	抑制病毒感染 杀灭病毒
病毒血症 （血中的病毒）	抗体、补体 巨噬细胞	杀灭病毒（中和感染性） 抑制扩散 消化抗体复合物
靶组织	抗体、补体 细胞毒性 T 细胞、补体 干扰素	裂解感染细胞 杀灭病毒感染细胞、抑制病毒复制 抑制病毒复制

影响抗病毒免疫持续时间的因素

抗毒免疫时长短，多种因素可影响。

表 23-22 影响抗病毒免疫持续时间的因素

影响因素	抗病毒免疫持续时间	举例
感染范围		
有病毒血症的全身感染	长	水痘、天花、腮腺炎、麻疹、脊髓灰质炎
局限性感染	短	鼻病毒（引起普通感冒）
血清型多少		
单一	长	乙型脑炎病毒
多种（易变异）	短	鼻病毒
病毒抗原变异性		
易变异者	短	流感病毒
不易变异者	长	麻疹病毒

第二十四章 病毒感染的检查方法与防治原则

一、病毒感染的检查方法

病毒感染的检查程序

标本处理用低温，形态检查用电镜，分离培养用活胞，种类毒力可鉴定。

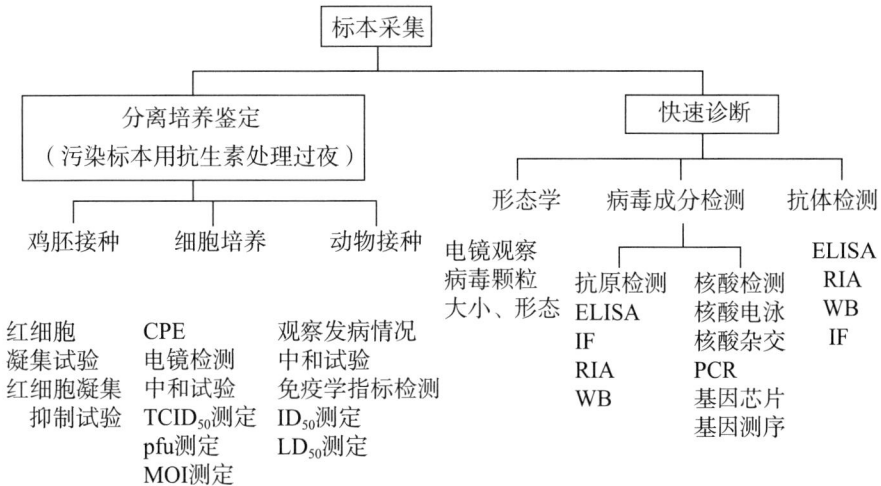

图 24-1 病毒感染的检查程序

表 24-1 病毒与细菌感染的检查比较

比较内容	病毒感染的检查	细菌感染的检查
标本处理	加抗生素、维持低温、双份血清	维持低温、双份血清
形态检查	电镜	光镜
分离培养	细胞培养、鸡胚接种、动物接种	培养基培养
种类鉴定	包涵体特性、CPE、红细胞凝集、病毒干扰作用、血清学鉴定、分子生物学鉴定	形态特征、培养特性、生化反应、血清学鉴定、分子生物学鉴定
数量鉴定	红细胞凝集试验、空斑形成试验	比浊鉴定、菌落计数
毒力鉴定	$TCID_{50}$、动物实验	ID_{50}、LD_{50}

病毒诊断

病毒凝集红细胞，抗体结合凝不了，抗体中和治病毒，鸡胚动物无病兆。

病毒感染的诊断标本选择

病毒感染作诊断,选择标本很重要。

表 24-2　病毒感染的诊断标本选择

致病性病毒	培养标本	注释
呼吸系统 腺病毒、流感病毒、肠道病毒、鼻病毒、风疹病毒、单纯疱疹病毒、副黏病毒	鼻洗液、咽拭子、鼻拭子、痰液	病毒可随粪便排出;麻疹病毒和腮腺炎病毒可在尿中
胃肠道 呼肠孤病毒、轮状病毒、腺病毒、嵌杯病毒	粪便、直肠拭子	标本可用电镜分析或抗原检测
斑丘疹 腺病毒、肠道病毒(小RNA病毒)、风疹病毒、麻疹病毒	咽拭子、直肠拭子	
疱疹 柯萨奇病毒、埃可病毒、单纯疱疹病毒、水痘-带状疱疹病毒	水疱液、刮取或拭子	单纯疱疹病毒和水痘-带状疱疹病毒的最初诊断可从水疱刮取获得
中枢神经系统(无菌性脑膜炎、脑炎) 肠道病毒(小RNA病毒) 黄病毒、弹状病毒、布尼亚病毒等 狂犬病病毒 单纯疱疹病毒、巨细胞病毒、腮腺炎病毒、麻疹病毒	粪便 病毒培养比较困难 组织、唾液、脑活检标本 脑脊液、脑活检标本	常用血清学试验诊断 免疫荧光检测抗原 病毒分离和免疫荧光检测抗原
尿 腺病毒、巨细胞病毒	尿	巨细胞病毒排出可不引起疾病
眼 腺病毒、单纯疱疹病毒、肠道病毒(小RNA病毒)	结膜拭子或刮取、咽拭子	

病毒分离培养的方法

病毒分离和培养,动物接种最早用,鸡胚培养查流感,组织培养最常用。

表 24-3　病毒分离培养的方法

分离培养的方法	说明
动物接种	最早用原始的分离病毒的方法。目前主要使用的是小白鼠脑内接种狂犬病病毒或乙型脑炎病毒，接种后每日观察动物发病情况，如动物死亡则取病变组织制成悬液，继续接种动物传代，以使病毒更大量繁殖。不发病判为阴性
鸡胚培养	常用孵化 9～14 日的鸡胚。鸡胚是培养流感病毒最敏感、特异的方法。羊膜腔接种用于流感病毒初次分离培养；尿囊腔接种常用于流感病毒和腮腺炎病毒等的培养。收获尿囊液或羊水等做血凝试验可作为含血凝素病毒生长繁殖的指标
组织培养	器官培养、组织培养和细胞培养；用于病毒的分离培养的细胞主要有原代细胞（但由于制备不方便，一般只能传代数次，故应用较少）、二倍体细胞（可用于多种病毒的分离和疫苗的制备）和传代细胞系（使用和保存方便，但不能用于疫苗的生产）

病毒组织培养类型

病毒培养用细胞，所用细胞有多种。培养类型有三种：原代传代二倍体。

表 24-4　病毒的组织培养类型

病毒的组织培养类型	方法	用途
原代细胞培养	用消化酶作用于动物或人的组织获得的细胞，经培养后可贴壁生长或悬浮生长，对病毒易感性高	作为从标本中分离病毒的工具
传代细胞系	是能在体外持续传代的细胞，多为癌细胞或突变的二倍体细胞，便于在实验室保存	可用于分离培养一些人类病毒
二倍体细胞株	在体外分裂 50～100 代后仍保持其二倍体染色体数的单层细胞，是首选的细胞培养株	可用于分离人类病毒和制备疫苗

常用的血清学技术

病毒血清检测术，常用方法有多种。

表 24-5　较常用的血清学技术

方法	目的	应用举例
免疫荧光技术	抗原的检测和定位	活检标本中的病毒抗原（如狂犬病病毒、HSV）
酶免疫测定	抗原的检测和定位	同免疫荧光技术
ELISA	抗原和抗体的定量测定	轮状病毒等抗原、抗 HIV 等抗体

续表

方法	目的	应用举例
蛋白质印迹法	检测抗原特异性的抗体	确证 HIV 感染
放射免疫测定	同 ELISA	同 ELISA
补体结合试验	定量测定抗体	乙型脑炎病毒等抗体
血凝抑制试验	定量测定抗体及鉴定病毒	流感病毒抗体的检测及病毒鉴定
中和试验	定量测定抗体及抗原鉴定	肠道病毒等抗体检测

病毒在感染细胞中的增殖鉴定指标

细胞病变用镜检，红 C 吸附或凝集，干扰作用是间接，中和试验较可靠，空斑形成之试验，病毒数量可报告。

表 24-6　病毒在感染细胞中的增殖鉴定指标

增殖鉴定指标	说明
细胞病变	大多数病毒在敏感细胞内增殖后，会引起细胞病变，称为细胞病变效应（CPE）。CPE 可表现为细胞圆缩、溶解、脱落、融合、形成包涵体，甚至死亡
红细胞吸附	有些病毒在细胞内增殖的同时，病毒或其血凝素会出现在感染细胞膜上，使感染细胞能与红细胞结合。这是检测正黏病毒和副黏病毒的间接指标
红细胞凝集	某些具有血凝素（HA）的病毒感染细胞并在细胞内增殖后，释放至细胞外。如将细胞培养上清液与红细胞作用，则可出现红细胞凝集现象，是检测含血凝素病毒的方法之一
病毒干扰作用	有些病毒感染细胞后，不产生明显的细胞病变，但是可干扰感染同一细胞的另一种病毒的正常增殖，称为干扰作用
中和试验	将已知的抗病毒血清先与病毒悬液混合在一起，在一定温度条件下作用一定时间后，接种于敏感细胞进行培养，观察病毒的细胞病变作用或红细胞吸附现象是否消失。这是比较可靠的病毒诊断方法
空斑形成试验	是测定病毒数量的一个方法。将适宜浓度的病毒接种于敏感的单层细胞培养中，经一定时间的培养后，在其上方覆盖一层融化的琼脂。继续培养后，单个病毒复制增殖使局部的单层细胞脱落，形成肉眼可见的空斑。一个空斑是一个病毒大量复制而成。通常以每毫升病毒悬液的空斑形成单位（pfu/ml）表示

病毒成分检测

病毒成分之检测，可查抗原与核酸。

表 24-7 病毒成分的检测

检测项目	方法
病毒抗原的检测	用已知的特异性抗体来检测可疑标本是否含有相应病毒的抗原。目前常用的技术是荧光标记技术、酶标技术或放射免疫标记技术
病毒核酸的检测	许多的病毒基因已经确定了其核苷酸序列,为通过检测病毒的核酸来对病毒感染性疾病进行临床实验室诊断。病毒核酸诊断技术主要是核酸分子杂交和 PCR 技术、基因芯片等

病毒抗体的检测

中和试验应用少,补体结合不常用,血凝抑制定型别,印迹技术广泛用。

表 24-8 病毒抗体的检测

检测项目	方法
中和试验	病毒在体内或细胞培养中可被特异性抗体中和而失去感染性,根据特异性血清能保护细胞不出现病变的稀释倍数判定抗体效价。常用于人群免疫状况调查,临床诊断较少使用
血凝抑制试验	有些病毒(如流感病毒)表面有血凝素(HA),能凝集脊椎动物的红细胞,称为血凝现象。但当病毒与其 HA 特异性抗体作用后,可以阻止病毒表面的 HA 与红细胞结合,称为血凝抑制试验。本法可用于正黏病毒、副黏病毒及黄病毒等有 HA 的病毒的血清学诊断和流行病学调查,也可用于鉴定病毒的型或亚型
补体结合试验	用已知病毒可溶性抗原检查患者血清中相应抗体,即 CF 抗体。CF 抗体常于病毒感染数日后出现,故可作为近期感染指标。但由于方法繁琐、型特异性较低,临床不常采用
蛋白印迹技术	由于病毒蛋白的分子量和所带电荷不同,在 SDS-聚丙烯酰胺凝胶(SDS-PAGE)电泳会得到不同的蛋白条带,将蛋白条带转移至硝酸纤维素膜上,先后加入一抗和酶标二抗,最后用显色剂(如化学发光物质)显示与相应抗原结合的特异性抗体。本实验是用已知的病毒蛋白检测未知的病毒特异性抗体的方法。目前 WHO 规定该试验作为 HIV 感染的确诊试验,被广泛应用

病毒感染的快速诊断

病毒感染快诊断,方法较多用途广。

表 24-9　病毒感染的快速诊断方法及用途

检查方法	说明
形态学检查	
光学显微镜检查	可直接观察痘病毒的单个病毒体，也可直接检查被某些病毒感染的细胞中的包涵体，做出辅助诊断
电子显微镜检查	①电镜直接检查法：将标本浓缩后用磷酸盐负染色后观察病毒颗粒 ②免疫电镜检查法：将标本加入特异性抗体，使病毒颗粒凝聚成团，再用电镜观察，可提高检出率
病毒成分检测	
病毒抗原检测	可采用免疫荧光技术、酶免疫技术、放射免疫测定技术、蛋白印迹技术等进行检测
病毒核酸检测	可选用核酸扩增技术、核酸杂交技术、基因芯片技术、基因测序等方法
早期抗体检测	检测早期抗原的抗体（IgM 类抗体）是快速诊断的另一途径

二、病毒感染的特异性防治

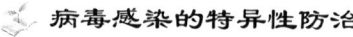

主动免疫用疫苗，被动免疫球蛋白。

表 24-10　病毒感染的特异性防治

	制剂
人工主动免疫预防	病毒疫苗： ①减毒活疫苗，是用自然或人工选择法来筛选对人毒力低或无毒的变异株病毒，制成活疫苗用于主动免疫，如牛痘苗、麻疹疫苗等；②灭活疫苗，经适当方法使病毒灭活而不影响其抗原性制备的疫苗；③亚单位疫苗，是用化学试剂裂解病毒，提取其包膜或衣壳的成分，除去核酸而制备的疫苗；④多肽疫苗，用病毒表面抗原的多肽成分制备的疫苗；⑤基因工程疫苗，即利用生物工程技术制备的疫苗
人工被动免疫预防	胎盘丙种球蛋白和人血清丙种球蛋白、细胞因子、淋巴因子激活的杀伤细胞

人工免疫有制品，主动被动两类型。

表 24-11　人工免疫常用生物制品

人工免疫生物制品	已开发制品的举例
人工主动免疫制品	
灭活疫苗	乙型脑炎、狂犬病、甲型肝炎、流感等灭活疫苗
活疫苗（减毒疫苗）	脊髓灰质炎、流感、麻疹、腮腺炎、风疹、乙型脑炎、甲型肝炎等减毒活疫苗
重组载体疫苗	甲型肝炎病毒、乙型肝炎病毒、麻疹病毒、单纯疱疹病毒等重组载体疫苗
亚单位疫苗	①化学提取或人工合成疫苗：如Ⅰ型脊髓灰质炎病毒疫苗、VP1结构蛋白等 ②基因工程疫苗：如乙肝疫苗
人工被动免疫制品	
免疫球蛋白	丙种球蛋白、乙型肝炎免疫球蛋白
细胞免疫制剂	干扰素、白介素、肿瘤坏死因子等

常用的病毒性疫苗

常用疫苗十多种，防治疾病显神通。

表 24-12　常见疾病的病毒性疫苗

疾病	类型
脊髓灰质炎	减毒活疫苗、灭活疫苗
麻疹	减毒活疫苗
风疹	减毒活疫苗
流行性腮腺炎	减毒活疫苗
流感	减毒活疫苗、灭活疫苗
甲肝	减毒活疫苗、灭活疫苗
乙肝	亚单位疫苗（基因工程）
乙型脑炎	减毒活疫苗、灭活疫苗
森林脑炎	灭活疫苗
狂犬病	灭活疫苗
流行性出血热	灭活疫苗
水痘	减毒活疫苗
黄热病	减毒活疫苗
腺病毒	减毒活疫苗

抗病毒感染的常用制剂

抗病毒药种类多,可以分为七类药。

表 24-13 抗病毒感染的常用制剂

制剂分类	常用制剂举例
抗病毒化学制剂	
核苷类药物	碘苷、阿昔洛韦、阿糖腺苷、齐多夫定、双脱氧肌苷、拉米夫定、3'-氮唑核苷
非核苷类反转录酶抑制剂	奈韦拉平、吡啶酮
蛋白酶抑制剂	沙奎那韦、茚地那韦等
其他抗病毒药物	金刚烷胺、膦甲酸
干扰素和干扰素诱生剂	
干扰素	
干扰素诱生剂	多聚肌苷酸、多聚胞啶酸、甘草甜素、云芝多糖
中草药制剂	黄芪、板蓝根、大青叶、贯众、螃蜞菊、甘草、大蒜提取物等
基因治疗剂	反义寡核苷酸、干扰 RNA、核酶
治疗性疫苗	人类免疫缺陷病毒治疗性疫苗、肝炎病毒治疗性疫苗
新抗生素类	新霉素 B 等
治疗性抗体	Palivizu mab

抗病毒药物作用靶点

抗病毒药有多种,作用靶点不相同。

表 24-14 抗病毒化学药物作用的靶点

作用靶点	药物
复制早期(穿入或脱壳)	金刚烷胺、甲基金刚烷胺
由病毒 DNA 或 RNA 聚合酶介导的核酸合成	无环鸟苷、丙氧鸟苷、脱氧鸟苷、阿糖腺苷、碘苷、3'-氟胸腺嘧啶、膦甲酸、叠氮胸苷、拉米夫定、扎西胞苷(双脱氧肌苷)、双脱氧胞苷、利巴韦林等
病毒前体蛋白切割	赛科纳瓦、英迪纳瓦、瑞托纳瓦、耐菲纳瓦
病毒释放	扎那米韦、奥司他韦

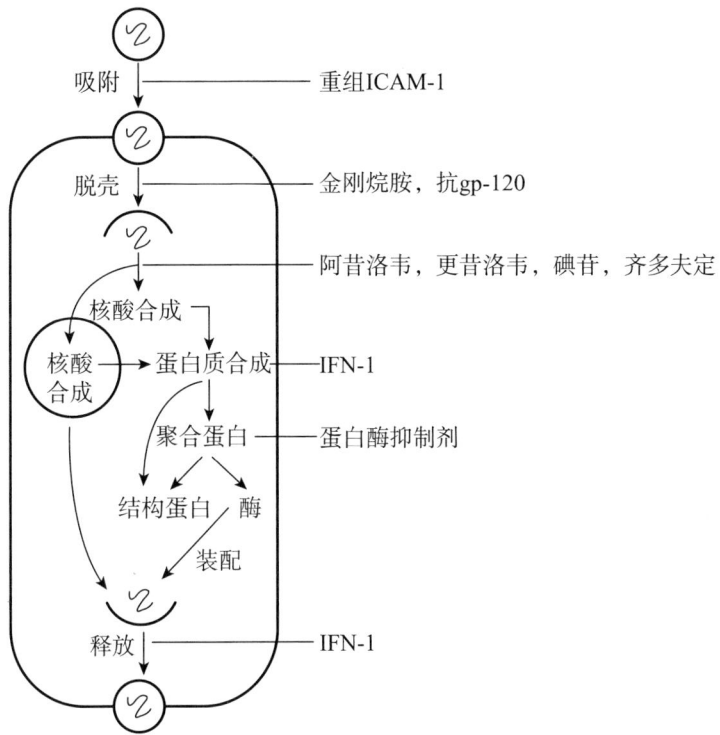

图 24-2　抗病毒药物的作用部位

第二十五章 呼吸道病毒

一、呼吸道病毒概况

呼吸道病毒及其致病性

（1）

正黏病毒有流感，副黏麻疹腮腺炎，披膜病毒有风疹，冠状病毒如 SARS，腺病毒啊腺病毒，小儿肺炎是凶手。

（2）

流感病毒甲乙丙，甲亚易变致流行，麻疹单型易传染，免疫终生很有名，流腮唯恐损睾丸，风疹最怕胎畸形。

表 25-1 呼吸道病毒及其引起的主要疾病

科	种	引起的主要疾病
正黏病毒科	甲、乙、丙型流感病毒	流感
副黏病毒科	副流感病毒 1～5 型 麻疹病毒 腮腺炎病毒 呼吸道合胞病毒 间质性肺炎病毒	普通感冒、支气管炎等 麻疹 流行性腮腺炎 婴儿支气管炎、支气管肺炎 间质性肺炎
披膜病毒科	风疹病毒	风疹、先天性风疹综合征
小 RNA 病毒科	鼻病毒	急性上呼吸道感染、普通感冒
冠状病毒科	冠状病毒 SARS 冠状病毒	普通感冒及急性上呼吸道感染 严重急性呼吸综合征（SARS）
腺病毒科	腺病毒	小儿肺炎

二、正黏病毒——流感病毒

正黏病毒的特征

正黏病毒有流感，流感病毒有特征，基因重组易变异，常致流感大流行。

表 25-2 正黏病毒科重要特征

特征	说明
病毒体	球形或丝状，直径 80～100nm，螺旋对称
组成	RNA（1%）、蛋白（73%）、脂类（20%）、糖类（6%）
基因	单负链 RNA，分节段，全长 13.6kb

续表

特征	说明
蛋白	结构蛋白 PB1、PB2、PA、HA、NA、NP、M1、M2；非结构蛋白 NS1、NS2
包膜	镶嵌有两种刺突，即血凝素（HA）和神经氨酸酶（NA），均以疏水末端插入到脂质双层中
复制	mRNA 转录的特点是需要宿主 mRNA 5′端甲基化的帽状（m^7GppXm）引物才能转录，成熟病毒以出芽方式释放
突出特征	易形成基因重组，导致流感流行

正黏病毒血凝素和神经氨酸酶的功能

正黏病毒血凝素，能凝红 C 属抗原，产生神经氨酸酶，促进病毒之扩散。

表 25-3 正黏病毒血凝素（HA）和神经氨酸酶（NA）主要功能

	基本功能	与宿主细胞相互作用	抗原性
血凝素	凝集红细胞（辅助检测和鉴定流感病毒等）	吸附宿主细胞	具有抗原性（刺激机体产生特异性抗体，为保护性抗体）
神经氨酸酶	参与病毒释放（通过水解病毒感染细胞表面糖蛋白末端的 N-乙酰神经氨酸，促使成熟病毒体芽生释放）	促进病毒扩散（通过破坏与细胞膜上病毒特异受体的结合，液化细胞表面黏液，促进病毒从细胞上解离以及病毒的扩散）	具有抗原性（NA 产生的特异性抗体可以抑制病毒的释放与扩散，但不能中和病毒的感染性）

流感病毒基因

流感病毒之基因，编码多种蛋白质。

表 25-4 流感病毒基因片段及所编码蛋白

基因节段	编码蛋白	蛋白功能
1	PB2	多聚酶成分
2	PB1	多聚酶成分
3	PA	多聚酶成分
4	HA	血凝素，为病毒黏附蛋白、融合蛋白，是中和抗体靶位
5	NP	核蛋白，构成病毒衣壳
6	NA	神经氨酸酶，水解唾液酸并促进病毒释放
7	M1 M2	基质蛋白，为结构蛋白，与核衣壳和包膜作用促进装配 膜蛋白，有离子通道的功能
8	NS1 NS2	非结构蛋白，抑制细胞 mRNA 的翻译 非结构蛋白，功能不详

流感病毒的致病性与免疫性

感染途径呼吸道，引起疾病称流感，病后虽获免疫力，抗原变异又流行。

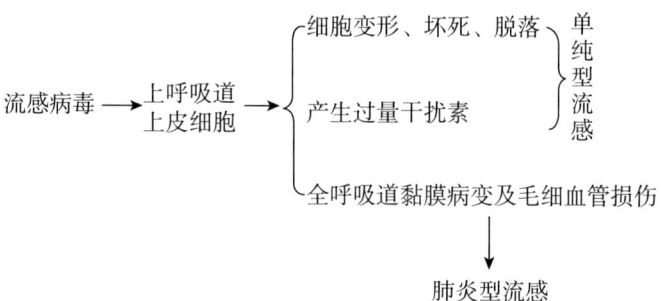

图 25-1 流感病毒的致病性

流感病毒感染的实验室诊断

分离病毒先培养，血凝吸附可分型，免疫荧光查抗原，流行病学查血清。

表 25-5 流感病毒感染的实验室诊断[1]

方法	检测目的
原代猴肾细胞培养及鸡胚羊膜腔接种	用于病毒分离，如病毒在细胞培养中，细胞病变不明显，可做血吸附试验，或取羊水做血凝试验
血凝抑制试验	确定流感病毒的型别或毒株，或检测特异性抗体
血吸附抑制试验	流感病毒型别或毒株鉴定
免疫荧光法、ELISA	检测呼吸道分泌物或组织培养中的流感病毒抗原
血清学试验	血清流行病学调查

注释：[1] 包括血凝抑制试验、血吸附抑制试验、ELISA、免疫荧光法、补体结合试验

流感病毒的防治原则

人多场所应少去，感染机会可减少，接种疫苗增抗力，对症治疗很重要，金刚烷胺干扰素，中草药物疗效好。

表 25-6 流感病毒的防治原则

防治原则	说明
减少感染机会	避免到人群聚集的公共场所，必要时进行空气消毒等
预防接种	对人群接种流感疫苗
治疗原则	以对症治疗和预防继发性细菌感染为主
治疗药物	金刚烷胺（可抑制甲型流感病毒的穿入和脱壳过程）、干扰素、中草药等治疗有效

三、副黏病毒

（一）副黏病毒的生物学特性

副黏病毒的特性

副黏病毒有特性，应与正黏来分清。

表 25-7　副黏病毒与正黏病毒特性的比较

	正黏病毒	副黏病毒
种类	流感病毒	副流感病毒、呼吸道合胞病毒、麻疹病毒、腮腺炎病毒
病毒形态	有包膜，球形，直径80～120nm，有时呈丝状	有包膜，球形，直径150～300nm
基因特征	分8个节段，单股负链RNA，对RNA酶敏感	不分节段，单股负链RNA，对RNA酶稳定
抗原变异	高频率	低频率
血凝特点	有	有
溶血特点	无	有
包膜表面蛋白	HA蛋白和NA蛋白	HN蛋白（副流感病毒、腮腺炎病毒） HN蛋白、无NA蛋白（麻疹病毒） 无HA蛋白和NA蛋白（冠状病毒、呼吸道合胞病毒、亨德拉病毒、尼帕病毒、人偏肺病毒）

表 25-8　副黏病毒的重要特征

特性	说明
病毒体	球形或多形性，直径150～300nm，螺旋对称
组成	RNA（1%）、蛋白（73%）、脂类（20%）、糖类（6%）
基因	单股负链RNA，不分节段，全长16～20kb
蛋白	基因组除编码HN（或H或G）、F蛋白外，还编码M、NP、P、L蛋白，呼吸道合胞病毒还有NS1、NS2、M2蛋白等
包膜	包膜上也有两种糖蛋白刺突，但与正黏病毒不完全相同。一种刺突F蛋白为副黏病毒共有，其具有融合活性和溶血活性。另含HN蛋白，同时具有血凝和神经氨酸酶活性（因病毒种类而异）
复制	细胞质内复制，成熟病毒以出芽方式释放
突出特征	抗原相对稳定，但具有高传染性

表 25-9　几种副黏病毒的主要生物学特性

生物学特性	流行性腮腺炎病毒	麻疹病毒	呼吸道合胞病毒	副流感病毒
细胞融合作用	+	+	+	+
神经氨酸酶	+	-	-	+
血细胞凝集	+	+	-	+
溶血	+	+	-	+
血细胞吸附作用	+	+	-	+
抗原型数目	1	1	1	5
可致病实验动物	猴	猴	黑猩猩	猴、小鼠

（二）麻疹病毒

麻疹病毒蛋白

麻疹病毒之基因，编码多种蛋白质。

表 25-10　麻疹病毒蛋白及功能

基因产物	部位	功能
核蛋白（NP）	主要内部蛋白	保护病毒核酸
聚合酶磷酸蛋白（P）	与核蛋白相连	可能是转录复合物部分
基质蛋白（M）	病毒包膜内	与病毒装配有关
融合蛋白（F）	包膜糖蛋白	细胞融合、溶血
血凝素（HA）	包膜糖蛋白	与病毒吸附有关
大蛋白（L）	与核蛋白相连	聚合酶

麻疹的临床过程

病毒血症潜伏期，前兆期症不典型。典型症状出疹期，康复终生免疫力。

（三）腮腺炎病毒

腮腺炎病毒概况

感染腮腺炎病毒，可获持久免疫力。

（四）冠状病毒

冠状病毒概况

冠状病毒常致病，主要特征有五种。

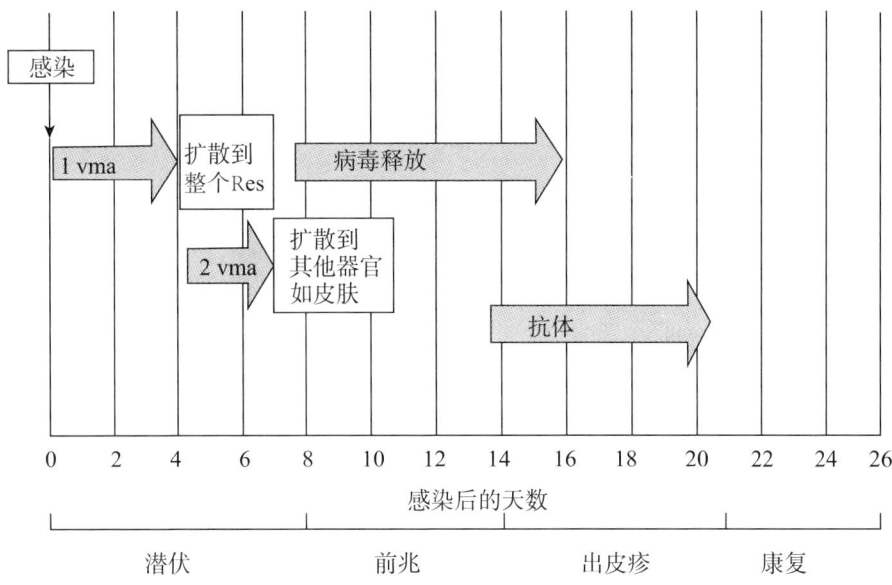

图 25-2 麻疹的临床过程

麻疹特征显示为在初级病毒血症（1 vma）后出现次级病毒血症（2 vma）。当病毒释放时，患者具高度的传染性。前兆期（先于临床症状）后，出现麻疹的典型症状，包括出现皮疹。抗体出现后，通常完全康复，且终生免疫。Res，网状内皮系统

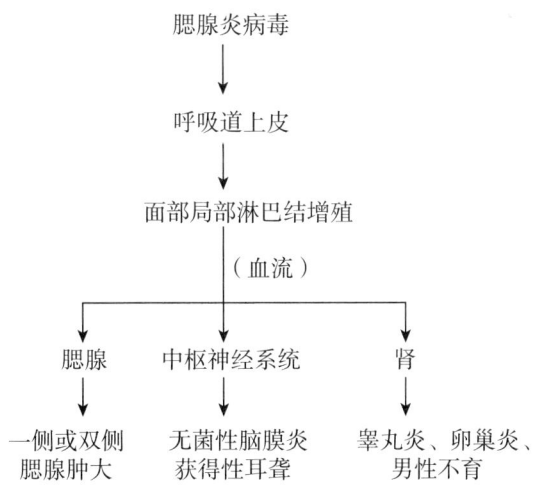

图 25-3 腮腺炎病毒的致病性

表 25-11　冠状病毒的主要特征

生物学特性	说明
大小形态	病毒呈圆形或多形性，直径 80～16nm（平均 100nm）
包膜	有包膜，其包膜上有排列间隔较宽的刺突，电镜下病毒形如日冕或冠状
核衣壳	病毒核衣壳呈螺旋对称，核酸为单股正链 RNA，长度为 27～33kb（平均 30kb）
编码蛋白	编码的主要蛋白有膜糖蛋白 M、刺突糖蛋白 S、核蛋白 N，部分病毒还有血凝素 - 酯酶蛋白 HE
繁殖方式	在细胞质内增殖，基因转录为完整的负链 RNA，以此为模板转录 mRNA，冠状病毒核衣壳的出芽不是经细胞膜，而是从高尔基复合体进入胞质内空泡中，后者与细胞膜融合而释放出完整的病毒粒子

表 25-12　普通冠状病毒与 SARS 冠状病毒比较

	普通冠状病毒	SARS 冠状病毒
形态结构	基因编码 S、E、M、N、HE 蛋白	基因编码 S、E、M、N 蛋白；缺乏 HE 蛋白
基因序列	RNA 为 27～33kb；其基因组（ORF）5′端约 2/3 区域，编码 RNA 聚合酶复合蛋白；后 1/3 编码病毒的结构蛋白 S、M、N、HE	基因编码 S、E、M、N 蛋白；未发现 HE 蛋白编码区；基因发生突变，主要在 RNA 聚合酶区和结构蛋白区；在 ORF 中存在蛋白序列，数据库中未找到任何同源序列的未知蛋白
致病性	可感染各年龄组人群，引起普通感冒和咽喉炎。某些冠状病毒株还可引起成人腹泻或胃肠炎	发病年龄主要为青壮年，临床上呈严重急性呼吸综合征，传染性强，死亡率高

四、其他病毒

（一）风疹病毒

风疹病毒概况

风疹预后多良好，孕妇患病染胎儿。

（二）腺病毒

腺病毒概况

腺毒常犯呼吸系，胃肠结膜亦累及。

表 25-13　人腺病毒血清型及相关疾病

疾病分类	相关血清型	特点
急性呼吸道感染	3、7、14、21	以婴儿和儿童发病多见
肺炎	3、7	儿童期肺炎中腺病毒肺炎约占 10%
咽结膜热	3、7、14、21	夏季流行，与游泳池污染相关
流行性角膜结膜炎	8、19、37	成人多见，传染性强
急性出血性膀胱炎	11、7、21、35	主要为幼儿受染
胃肠炎	40、41	婴幼儿腹泻的主要病原体
肝移植后儿童肝炎	1、2、5	与免疫力低下有关

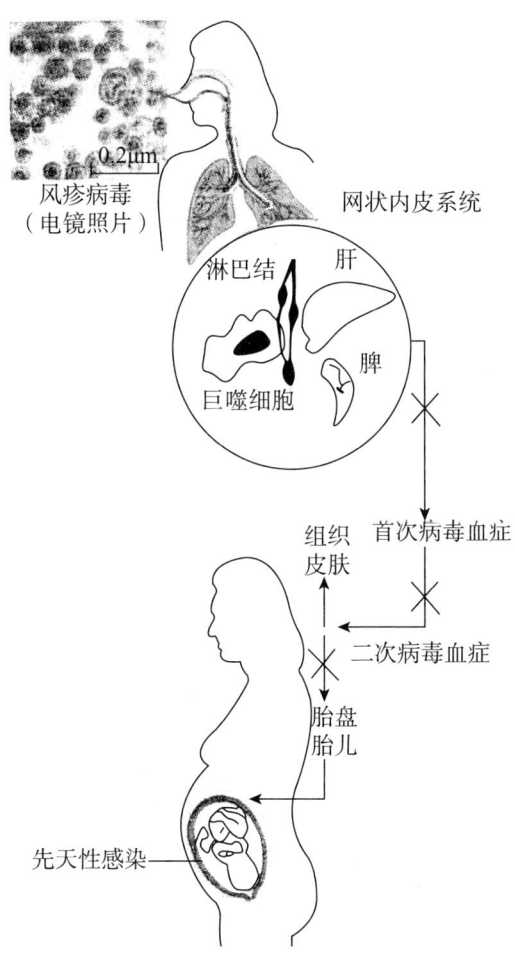

图 25-4　风疹病毒感染机体过程及感染孕妇引起胎儿先天性感染的机制
注释：×，表示血循环中特异性风疹抗体可阻断风疹病毒播散之处

表 25-14　可经呼吸道传播的病原体

种类	病原体名称
细菌	链球菌、肺炎双球菌、脑膜炎奈瑟菌、白喉棒状杆菌、百日咳鲍特菌、嗜肺军团菌、结核分枝杆菌、流感嗜血杆菌、肺炎克雷伯菌
病毒	流感病毒、副流感病毒、麻疹病毒、风疹病毒、腮腺炎病毒、腺病毒、呼吸道合胞病毒、鼻病毒、冠状病毒、柯萨奇病毒、水痘-带状疱疹病毒、巨细胞病毒
其他	肺炎支原体、肺炎衣原体、曲霉、贝纳柯克斯体

第二十六章 肠道病毒

肠道病毒的最初区分标准

肠道病毒有数种，最初区分有标准。

表 26-1　不同种类的肠道病毒的最初区分标准

	脊髓灰质炎病毒（1～3型）	柯萨奇病毒 A 组（1～22, 24型）	柯萨奇病毒 B 组（1～6型）	埃可病毒（1～9, 11～27, 29～33型）
致细胞病变	+	−	+	+
对乳鼠致病性	−	+	+	−
对猴致病性	+	−	−	−

注释：A 组柯萨奇病毒 A7、A9、A16、A24 有细胞病变作用，A7 和 A14 对猴有致病性

肠道病毒的种类

肠道病毒种类多，多属小 RNA 科，可致人体多种病，血清分型七十多。

表 26-2　胃肠道感染病毒的主要种类及其所致疾病

病毒科	核酸类型	主要种类	引起人类疾病
小 RNA 病毒科	线形、单股正链 RNA	脊髓灰质炎病毒 柯萨奇病毒 埃可病毒 肠道病毒 70 型 肠道病毒 71 型	脊髓灰质炎 神经、呼吸、消化道、心脏感染 神经、呼吸、消化道感染 急性出血性结膜炎、神经感染 神经系统感染、手足口病
呼肠病毒科	分节段、线形、双链 RNA	轮状病毒	婴幼儿腹泻、成人腹泻
杯状病毒科	线形、单股正链 RNA	诺瓦克病毒	腹泻
星状病毒科	线形、单股正链 RNA	星形病毒	腹泻
腺病毒科	线形、双链 RNA	腺病毒 40、41 型	腹泻

肠道病毒的共同特征

多为小 RNA 病毒，易感细胞易培养，抵抗能力比较强，主经粪口来传播，可致肠外多处炎，隐性感染比较多。

表 26-3　肠道病毒的共同特征

特征分类	特征（说明）
形态结构	无包膜的小 RNA 病毒，直径 24～30nm，衣壳为二十面体立体对称。基因组为单股正链 RNA，是感染性核酸
生长特性	在易感细胞中增殖，迅速产生病变
抵抗力	对理化因素的抵抗力较强，耐酸、乙醚和去垢剂
传播途径	主要经粪 - 口途径传播
致病性	隐性感染较多。病毒在肠道中增殖，却引起多种肠道外感染性疾病，如无菌性脑膜炎、脊髓灰质炎、心肌炎等

肠道病毒感染的临床表现

肠道病毒感染人，临床表现形式多，为何表现不相同，病毒血清型较多，脊灰后遗有肌瘫，口服活苗应早防，轮状病毒致腹泻，柯萨埃可症多样。

表 26-4　肠道病毒感染的临床表现与常见的病毒型别

临床表现	病毒型别			
	脊髓灰质炎病毒	柯萨奇病毒	埃可病毒	新型肠道病毒
麻痹症	1～3	A7、9；B2～5	2、4、6、9、11（可能 1、7、13、14、16、18、31）	70、71
无菌性脑膜炎	1～3	A2、4、7、9、10；B1～6	1～11、13～23、25、27、28、30、31	70、71
脑炎		B1～5	2、6、9、19（可能 3、4、7、11、14、18、22)	70、71
疱疹性咽峡炎		A2～6、8、10	2、4、6、9、11、16、18 可能	
手足口病		A5、10、16	1、3、5、7、12、14、19、20	71
皮疹		A4、5、6、16；B5	2、4、6、9 等	
流行性胸痛		A9；B1～5	1、6、9	
心肌炎、心包炎		A4、16；B1～5	1、6、9、19	
急性结膜炎		A24		
急性出血性结膜炎				70
感冒		A21、24；B4、5	很多 4、9	

续表

临床表现	病毒型别			
	脊髓灰质炎病毒	柯萨奇病毒	埃可病毒	新型肠道病毒
肝炎		A4、9；B5	4、9	
肺炎		A9、16；B4、5		
发热	1～3	B1～6		
新生儿全身感染		B1～5	3、4、6、9、17、19	
糖尿病		B3、4、5		
病毒感染后疲劳综合征		B组		

脊髓灰质炎病毒的致病机制

局部侵入消化道，黏膜淋巴中增殖，病毒血症到肝脾，再次增殖毒力增，二次经血到脊髓，神经受损肌麻痹。

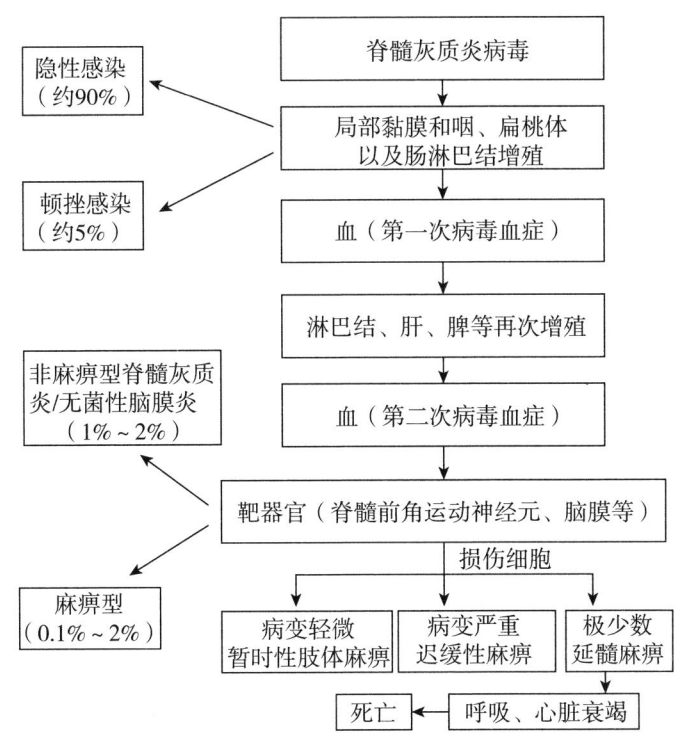

图 26-1　脊髓灰质炎病毒的致病机制

脊髓灰质炎疫苗

Sabin 减毒活疫苗，要比 Salk 疫苗好。

表 26-5　Sabin 减毒活疫苗与 Salk 灭活疫苗的比较

疫苗类型	优点	缺点
Sabin 减毒活疫苗	①类似自然感染，可产生体液和细胞免疫，多数接种者可迅速产生抗体，终生免疫 ②为口服制剂，便于实施 ③不仅可迅速产生抗体，且可迅速产生肠道局部免疫，可阻断流行性病毒的传播 ④成本及价格均低	①疫苗病毒可能发生突变，导致疫苗相关麻痹型脊髓灰质炎（VAPP）的发生 ②在某些热带国家和地区不能产生足够的保护性抗体 ③禁用于免疫缺陷患者、正进行免疫抑制治疗的患者及其家庭成员
Salk 灭活疫苗	①可与其他疫苗如 DPT 联合用于儿童计划免疫 ②不含活病毒，故无突变及毒力回复的潜在危险；可用于免疫缺陷或免疫抑制个体及其家庭成员 ③给予足够剂量的有效疫苗可产生体液免疫	①需多次加强免疫以维持一定的抗体水平 ②不能产生肠道局部免疫，故不能阻断脊髓灰质炎野毒株感染 ③与活疫苗比，成本高，价格昂贵 ④若疫苗灭活失败，可产生严重后果

免疫程序：2 月龄开始连用 3 次，每次间隔 1 个月，4 岁时加强一次，可产生持久的免疫力

表 26-6　可经消化道传播的病原体

种类	病原体名称
细菌	大肠埃希菌、志贺菌、沙门菌、霍乱弧菌、副溶血性弧菌、幽门螺杆菌、肉毒梭菌、空肠弯曲菌、小肠结肠炎耶尔森菌
病毒	甲型肝炎病毒、戊型肝炎病毒、脊髓灰质炎病毒、柯萨奇病毒、埃可病毒、轮状病毒、诺如病毒、肠道腺病毒、星状病毒

表 26-7　几种肠道病毒的比较

病毒名	脊髓灰质炎病毒	柯萨奇病毒	埃可病毒	新型肠道病毒
型别抗原性	三个血清型 有两种抗原： 　D（致密）抗原：具有型特异性 　C（无核心）抗原：耐热的抗原成分，与三型病毒的抗血清均呈补体结合阳性反应	A、B两组。A组有23型病毒，B组有6型病毒。所有的B组及A组的第9型有共同的组特异性抗原，在B组内病毒之间有交叉反应，但是A组病毒没有共同的组特异性抗原	共有31个血清型。没有属特异性抗原，但有异型交叉反应。血凝素是毒粒的主要部分	从68号开始编号，以编号命名，目前已经编号到72型
流行病学特点	本病一年四季均可发生，但流行都在夏、秋季。一般以散发为多，带毒粪便污染水源可引起暴发性流行。潜伏期通常为7～14天，最短2天，最长35天。在临床症状出现前后患者均具有传染性			
临床表现	人是脊髓灰质炎病毒的唯一天然宿主，可分为三种类型：轻型、非麻痹型（无菌性脑膜炎型）、麻痹型	无菌性脑膜炎、麻痹、疱疹性咽峡炎、心肌炎和心包炎、肌痛或肌无力、急性出血性结膜炎		
防治原则	①主动免疫：三价活疫苗免疫法，即免疫对象口服三次三价活疫苗糖丸，每次间隔6～8周。其优点是不会漏服，服用次数少，免疫效果好 ②被动免疫：用人免疫球蛋白来保护脊髓灰质炎病毒的接触者	除一般的卫生措施外，无特效的预防和治疗方法。对有感染性的患者应当隔离		

第二十七章 急性胃肠炎病毒

急性胃肠炎病毒概况

急性胃肠炎病毒,常见四种要记熟:轮状杯状和星状,还有肠道腺病毒。
引起急性胃肠炎,传播途径是粪口。

表 27-1 四种急性胃肠炎病毒

病毒	形态结构	致病性	疫苗
轮状病毒	衣壳20面体对称,双层衣壳,无包膜,基因组为双链RNA	经粪-口途径传播,也可经呼吸道传播 A组病毒:引起婴幼儿重症腹泻(秋季腹泻) B组病毒:引起成人腹泻,可导致暴发流行	口服减毒活疫苗
肠道腺病毒	衣壳20面体对称,无包膜,基因组为双链DNA	主要经粪-口途径传播,也可经呼吸道传播 主要侵犯5岁以下小儿,引起水样腹泻,可伴有呼吸道症状	无
杯状病毒	衣壳20面体对称,无包膜,基因组为单股正链RNA	主要经粪-口途径传播 诺如病毒:引起与年龄无关的急性病毒性胃肠炎暴发流行 沙波病毒:引起5岁以下小儿腹泻,临床症状类似轻型轮状病毒胃肠炎	无
星状病毒	衣壳20面体对称,表面结构呈星状,无包膜,基因组为单股正链RNA	主要经粪-口途径传播 引起5岁以下婴幼儿腹泻,临床表现类似于轮状病毒胃肠炎,但症状较轻	无

第二十八章 肝炎病毒

一、主要类型及重要特征

肝炎病毒的类型

肝炎病毒分五型，生物特性各不同。

表 28-1 不同型别肝炎病毒生物学特点

	HAV	HBV	HCV	HDV	HEV
科属	小 RNA 病毒科嗜肝病毒属	嗜肝 DNA 病毒科	黄病毒科丙肝病毒属	δ 病毒科	肝炎病毒科戊型肝炎病毒属
核酸类型	单股正链 RNA (+ssRNA) (7.5kb)	双股不完全环状 DNA (dsDNA) (3.2kb)	单股正链 RNA (+ssRNA) (9.6kb)	单股负链 RNA (-ssRNA) (1.7kb)	单股正链 RNA (+ssRNA) (7.6kb)
形态、大小	圆球形，27nm	圆球形，42nm	圆球形，30~60nm	圆球状，35nm	形如杯状，表面有突起和刻缺，32~34nm
包膜	无	有，含 HBsAg	有	有，含 HBsAg	无
ORF 及编码蛋白	1 个 ORF	4 个 ORF，分别为 S、C、P 和 X 区	1 个 ORF	9 个 ORF	3 个 ORF
血清型	仅 1 个	adr、adw、ayw、ayr 等	尚不能通过血清分型	-	-
基因型（我国主要型别）	Ⅰ~Ⅶ（ⅠA）	A~H（B、C）	1~6（1b、2a）	Ⅰ~Ⅲ（Ⅰ）	至少 8 个（Ⅰ、Ⅳ）
体外细胞培养	生长缓慢	尚未成功	有表达高感染 HCV 颗粒报道	尚未成功	有表达病毒样颗粒的报道
动物模型	狨猴，黑猩猩，国产红面猴	黑猩猩	黑猩猩	黑猩猩	黑猩猩、国产猕猴
抵抗力	对热抵抗力较强	室温、干燥环境下存活力较强	较弱	较稳定	不稳定

乙型肝炎病毒基因

乙肝基因分7种，编码不同蛋白质。

表 28-2 乙型肝炎病毒基因和编码蛋白

基因	编码蛋白	主要功能
S 基因	HBsAg	包膜蛋白，诱导产生保护性抗体和细胞免疫
preS1 基因	PreS1 Ag	包膜蛋白，与肝细胞表面受体结合，诱导保护性抗体
preS2 基因	preS2 Ag	同 PreS1
preC + C 基因	HBeAg	非结构蛋白，抗-Hbe，有一定免疫保护作用
C 基因	HBcAg	衣壳蛋白，诱导细胞免疫反应；抗-HBc，无免疫保护作用
P 基因	DNA 多聚酶	具 DNA 多聚酶、反转录酶和 RNA 酶 H 活性
X 基因	HBxAg	反式激活作用，与细胞转化有关

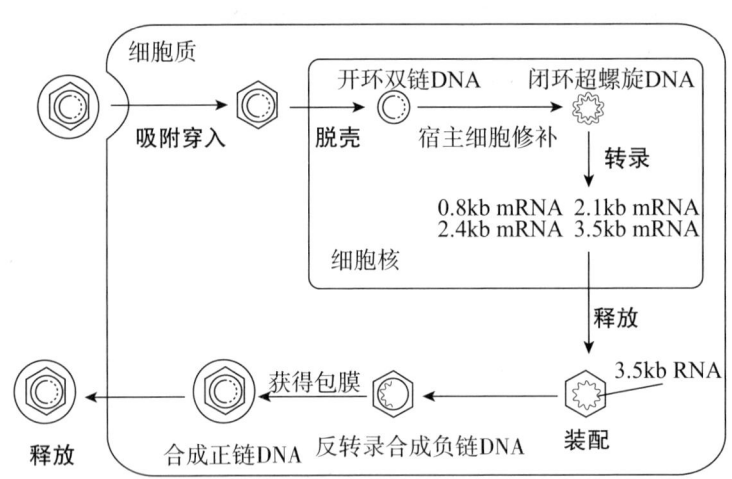

图 28-1 乙型肝炎病毒的复制周期示意图

二、致病性与免疫性

肝炎病毒的致病机制

肝炎病毒有五种，致病机制略不同。
有的直接伤肝 C，有的间接起作用；
免疫病理性损伤，大量肝 C 可死亡。

表 28-3　肝炎病毒致病机制比较

	病毒直接损害肝细胞	免疫病理损伤			
		NK细胞杀伤	细胞免疫	体液免疫	自身免疫
HAV	无	有	特异性CTL的直接杀伤作用；γ-IFN的分泌促进HLA分子表达，增强CTL对肝细胞的细胞毒作用	无	无
HBV	有	尚不清楚	特异性CTL直接杀伤作用；细胞因子的抗病毒效应；细胞凋亡作用	免疫复合物沉积于肾小球基膜、关节滑液囊等处，激活补体，导致Ⅲ型超敏反应；免疫复合物沉积于肝内，可使肝毛细血管栓塞，导致急性重症肝炎	HBV感染使肝特异性脂蛋白抗原(LSP)暴露，LSP作为自身抗原诱导机体产生自身抗体，通过间接或直接作用导致肝细胞损伤
HCV	有	尚不清楚	特异性CTL的直接杀伤作用；TNF、IL-2等细胞因子介导的损伤	无	无
HEV	有	尚不清楚	细胞因子介导的炎性细胞直接杀伤肝细胞	无	无

甲、戊型肝炎病毒

甲戊经口入血流，隐急多见免疫久。甲肝助诊 IgM，防用活苗和丙球。

乙、丙、丁型肝炎病毒

血道为主乙丙丁，母胎性道可入侵。乙肝检测两对半，抗原抗C示致病。
抗e抗s表好转，肝功正常不必惊。免疫致病易转慢，疫苗三针注幼婴。

表 28-4　各型肝炎病毒传染源、传播途径、临床表现、预后及预防比较

型别	HAV	HBV	HCV	HDV	HEV
传染源	潜伏期末期、急性期早期患者或隐性感染者	患者、HBsAg携带者	患者、无症状携带者	HBV、HDV患者，尤其是慢性HDV感染者	潜伏期末期、急性期早期患者
传播途径	粪-口途径	输血、注射、性行为、垂直传播	输血、注射、性行为、垂直传播	输血、注射、性行为，垂直传播少见	粪-口途径

续表

型别	HAV	HBV	HCV	HDV	HEV
流行情况	广泛	广泛	较广	少	地域性
潜伏期	2～6周	1～6周	2～10周	2～6周	2～8周
临床表现					
潜伏期	+	+	+	+	+
急性期	-	+	+	+	-
慢性期	少	少	少	经常	妊娠期间
携带者	-	+	+	+	-
诱发肝癌	-	+	+	-	-
实验室诊断	抗-HAV IgM（诊断）、抗-HAV IgG（流行病学调查）、RT-PCR、RIA、EIA	"两对半"、核酸杂交、PCR	抗-HCV、HCV RNA	HD-Ag、抗HDV、HDV RNA	常规：EIA检测抗-HEV IgM、抗-HEV IgG 非常规：PCR、IF
预后	可自愈	有慢性倾向，预后差，可致肝癌	有慢性倾向，与肝癌相关。干扰素+利巴韦林	加重HBV感染，预后差	可自愈
免疫球蛋白	丙种球蛋白	乙肝免疫球蛋白（HBIG）	-	-	-
疫苗	减毒活疫苗、灭活疫苗	HBsAg基因工程疫苗	无	可用HBsAg基因工程疫苗	无

可经血液（输血或血液制品）传播的病毒：HBV、HCV、HDV、HIV、HTLV、CMV

三、微生物学检查法

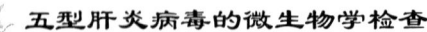

五型肝炎病毒的微生物学检查

检测抗体及抗原，PCR来查核酸。

表 28-5 五型肝炎病毒的主要微生物学检查法

	HAV	HBV	HCV	HDV	HEV
抗原抗体检测（ELISA法）	抗-HAV IgM：早期诊断指标 抗-HAV IgG：既往感染史、疫苗效果评价或流行病学调查	HBsAg 抗-HBs HBeAg 抗-HBe 抗-HBc	抗-HCV	抗-HDV HDVAg	抗-HEV IgM：早期诊断指标 抗-HEV IgG：既往感染史或流行病学调查
核酸检测	RT-PCR法检测HAV RNA，主要用于检测粪便标本	荧光定量PCR法检测HBV DNA，主要用于临床诊断和治疗效果监测	荧光定量PCR技术检测HCV RNA，主要用于临床诊断和治疗效果监测	斑点杂交或RT-PCR技术检测HDV RNA是诊断HDV感染的可靠方法	RT-PCR技术检测HEV RNA是诊断HEV感染的可靠方法

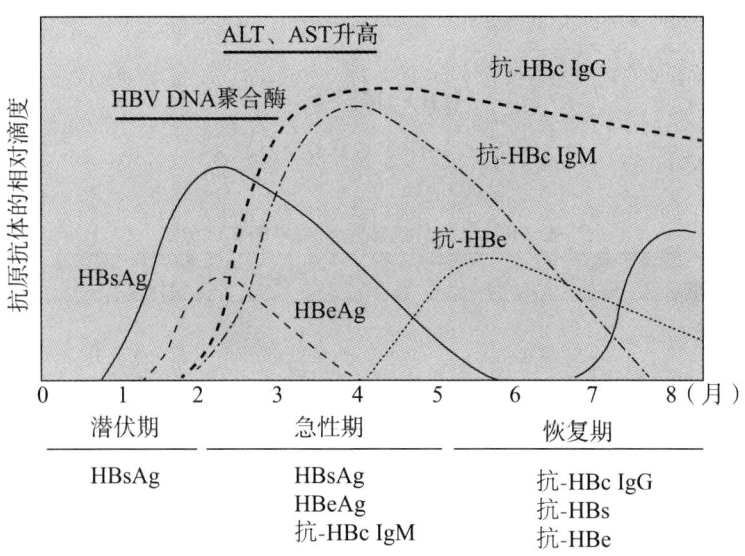

图 28-2 乙型肝炎病毒感染的临床与血清学过程

HBV 的抗原及抗体

HBV 免疫系，抗原抗体有意义。

表 28-6　HBV 抗原抗体系统的生物学意义

HBV 抗原及抗体	生物学意义
包膜蛋白	
HBsAg	4 个不同亚型（adr、adw、ayr、ayw）在血液中大量存在，诱导产生保护性抗体 不同亚型间有交叉免疫保护作用
PreS1、PreS2 Ag	抗原性强 与肝细胞表面受体结合 诱导保护性抗体
HBcAg	存在于病毒的核心及被感染的肝细胞表面 一般不游离于血液循环中，具有很强的抗原性 抗 -HBc 没有免疫保护作用，可刺激产生细胞免疫反应
HBeAg	游离存在于血中 与病毒的复制呈正比 抗 -HBe 具有免疫保护作用

HBV 抗体检测分析

HBV 测抗体，临床分析有意义。

表 28-7　HBV 抗体检测结果的临床分析

HBV 抗体	临床意义
表面抗体	
抗 -HBs	中和抗体 见于恢复期、既往感染、疫苗接种后 阳性提示机体对乙肝有免疫力
抗 -PreS1 　抗 -PreS2	在恢复期的早期出现 阳性提示病毒正在或已经被消除 预后良好的指标
抗 -HBc	抗 -HBc IgM 阳性提示 HBV 处于复制状态，具有强的传染性 抗 -HBc IgG 低滴度提示既往感染，高滴度提示急性感染
抗 -HBe	机体获得免疫力 病毒复制减弱 传染性降低

表 28-8　HBV 抗原抗体检测结果的临床分析

HBsAg	HBeAg	抗-HBs	抗-HBc	抗-HBe	结果分析
+	−	−	−	−	肝功能正常为无症状携带者，肝功能异常为乙型肝炎患者
+	+	−	−	−	同上，传染性强
+	+	−	+	−	同上，"大三阳"传染性最强
+	−	−	+	+	患者，"小三阳"传染性较弱，但存在 HBeAg 变异株例外
−	−	+	+	+	乙型肝炎恢复期
−	−	+	+	−	乙型肝炎恢复后期
−	−	−	+	−	感染过 HBV
−	−	+	−	−	接种乙型肝炎疫苗成功或感染过 HBV 并已恢复

四、防治原则

肝炎的防治原则

一般预防很重要，特殊预防有疫苗。

表 28-9　五型肝炎病毒的预防原则比较

	HAV	HBV	HCV	HDV	HEV
非特异性预防	加强食物、水源和粪便管理，注意饮食卫生	加强血源和供血员管理，控制医源性及母婴传播	控制医源性传播	控制医源性传播	水、粪便管理，饮食卫生，个人卫生
疫苗	减毒活疫苗、灭活疫苗	基因工程疫苗	无	无	无

第二十九章 虫媒病毒

虫媒病毒概况

虫媒病毒十余种,引起脑炎肝炎等。

表 29-1 重要的虫媒病毒及所致疾病

病毒	媒介	储存宿主	疾病	主要分布
黄病毒属				
登革病毒	蚊	猴	登革热、登革出血热	热带、亚热带
乙型脑炎病毒	蚊	猪、鸟类	脑炎	亚洲
黄热病病毒	蚊	猴	脑炎	非洲、中美洲、南美洲
森林脑炎病毒	蜱	鸟类、啮齿动物	脑炎	俄罗斯、中国
墨累西谷脑炎病毒	蚊	鸟类	脑炎	澳大利亚、新几内亚
圣路易脑炎病毒	蚊	鸟类	脑炎	北美洲、加勒比地区
西尼罗病毒	蚊	鸟类	发热、脑炎、肝炎	非洲、欧洲、中亚、北美
甲病毒属				
东方马脑炎病毒	蚊	马、鸟类	脑炎	北美洲、南美洲、加勒比地区
西方马脑炎病毒	蚊		脑炎	北美洲、南美洲
委内瑞拉马脑炎病毒	蚊	马、驴	脑炎	美洲
辛德毕斯病毒	蚊	鸟类	亚临床感染	非洲、澳大利亚、亚洲

注释:在我国引起疾病流行的虫媒病毒主要有乙型脑炎病毒、森林脑炎病毒、登革病毒和克里米亚-刚果出血热病毒。其中,乙型脑炎病毒、森林脑炎病毒、登革病毒在病毒分类学上均属于黄病毒科、黄病毒属的成员

表 29-2 黄病毒属重要成员的主要生物学特性

	大小	形态	核酸类型	血清型	易感动物	培养细胞
乙型脑炎病毒	30～40nm	球形,有包膜	+ssRNA	1	乳鼠	C6/36 细胞
登革病毒	45～55nm	球形,有包膜	+ssRNA	1～4	乳鼠	C6/36 细胞
森林脑炎病毒	30～40nm	球形,有包膜	+ssRNA	1	小鼠	Vero 细胞

虫媒病毒的流行病学特征

节肢动物是媒介，叮咬人畜传疾病。流行具有地域性，夏秋之时多发生。

表 29-3　重要虫媒病毒的流行病学特点

	乙型脑炎病毒	登革病毒	森林脑炎病毒
传播媒介	三节喙库蚊、致乏库蚊	白纹伊蚊、埃及伊蚊	蜱
储存宿主	三节喙库蚊、致乏库蚊	人、灵长类动物	蜱
传染源	家畜（幼猪）、家禽	患者、隐性感染者	患者、隐性感染者
易感人群	儿童	普遍感染	普遍感染
流行季节	夏、秋季	夏、秋季	夏、秋季

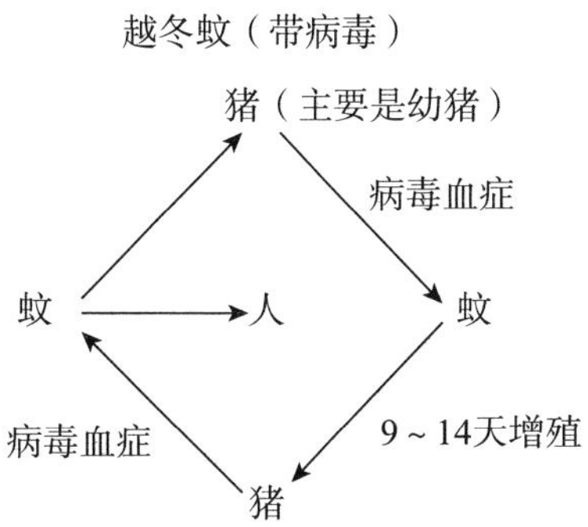

蚊—动物—蚊
蚊（三带喙库蚊）：是储存宿主和传播媒介
猪（幼猪）：是中间宿主和传染源

图 29-1　乙脑病毒流行环节

乙型脑炎病毒的致病过程

蚊虫叮咬毒入血，肝脾之中来繁殖。再次入血到脑中，引起脑炎脑膜炎。

虫媒病毒感染的临床表现类型

虫媒病毒感染人，临床类型有五种。

表 29-4　虫媒病毒感染的临床表现类型

虫媒病毒感染的临床表现类型	常见疾病举例
脑炎或脑脊髓炎	乙型脑炎、森林脑炎、东方马脑炎
无特殊部位的全身性感染	登革热、辛德毕斯热
以肝炎为主的全身性感染	黄热病
以出血热为主的全身性感染	登革出血热、新疆出血热
以关节炎为主的全身性感染	基孔肯雅热、罗斯河热

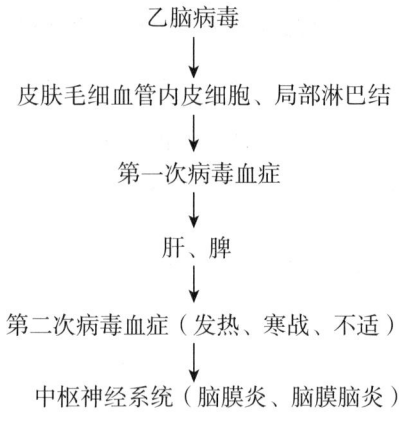

图 29-2 乙脑病毒的致病过程

乙型脑炎病毒和登革病毒

乙脑流脑莫混淆，乙脑病毒经蚊咬，流脑细菌入气道，皆是儿童发病高。
乙脑登革热病毒，病后免疫力长久。

表 29-5 乙脑病毒和登革病毒的致病可能机制与免疫性

	乙型脑炎病毒	登革病毒
致病机制	血脑屏障通透性增高	抗体依赖的病毒感染增强作用（ADE）
	产生炎性细胞因子	免疫病理作用
	诱导细胞凋亡	
免疫性	病后免疫力稳定而持久	感染后对同型病毒有持久的免疫力
		非中和性 IgG 抗体有 ADE

虫媒病毒的微生物学检查法及防治

病毒分离与培养，血清试验查抗体。核酸检测验正身，疫苗防治有效力。

表 29-6 虫媒病毒的微生物学检查法及防治原则

方法	乙型脑炎病毒	登革病毒	森林脑炎病毒
病毒分离培养	C6/36 细胞或乳鼠	C6/36 细胞或乳鼠	Vero 细胞或小鼠
血清学试验	ELISA、乳胶凝集试验	ELISA、免疫层析	ELISA、血凝抑制试验
核酸检测	RT-PCR	RT-PCR、real time PCR	RT-PCR
疫苗	灭活疫苗、减毒活疫苗	无	灭活疫苗

表 29-7 致中枢神经系统感染的常见微生物

病原体	所致疾病
脑膜炎奈瑟菌	流行性脑脊髓膜炎
肺炎链球菌	急性脑膜炎
流感嗜血杆菌	急性脑膜炎
产单核细胞李斯特菌	急性脑膜炎
结核分枝杆菌	慢性脑膜炎
脊髓灰质炎病毒	脊髓灰质炎
柯萨奇病毒	脑膜炎、类脊髓灰质炎
埃可病毒	脑膜炎、类脊髓灰质炎
肠道病毒 71 型	脑膜炎、脑炎
腮腺炎病毒	脑膜炎
流行性乙型脑炎病毒	流行性乙型脑炎
森林脑炎病毒	森林脑炎
圣路易脑炎病毒	急性脑膜脑炎
加利福尼亚脑炎病毒	急性脑膜脑炎
东方脑炎病毒	急性脑膜脑炎
西方脑炎病毒	急性脑膜脑炎
科罗拉多蜱热病毒	急性脑膜脑炎
西尼罗病毒	急性脑膜脑炎
尼帕病毒	急性脑炎
淋巴细胞性脉络丛脑膜炎病毒	急性脑膜炎、脉络膜炎
风疹病毒	进行性风疹全脑炎
单纯疱疹病毒 1 型	疱疹性脑膜脑炎
人类疱疹病毒 6 型	HHV-6 脑膜脑炎
水痘-带状疱疹病毒	急性脑膜脑炎
巨细胞病毒	急性脑膜脑炎
HIV	急性脑膜炎
狂犬病病毒	弥漫性脑脊髓炎
麻疹病毒	亚急性硬化性全脑炎
新型隐球菌	慢性脑膜炎
念珠菌	慢性脑膜炎
梅毒螺旋体	脑和脊髓闭塞性动脉内膜炎
伯氏疏螺旋体	急性脑膜脑炎、周围神经炎
朊粒	传染性海绵状脑病

第三十章 出血热病毒

人类出血热病毒

出血热的病毒多,病毒类属分五科。

表 30-1 人类出血热病毒及其所致疾病

病毒类属	病毒	主要媒介	所致疾病	主要分布
布尼亚病毒科	汉坦病毒	啮齿动物	肾综合征出血热	亚洲、欧洲、非洲、美洲
			汉坦病毒肺综合征	美洲、欧洲
	克里米亚-刚果出血热病毒	蜱	克里米亚-刚果出血热	非洲、中亚、中国新疆
	Rift 山谷热病毒		Rift 山谷热	非洲
黄病毒科	登革病毒	蚊	登革热	亚洲、南美洲
	黄热病病毒	蚊	黄热病	亚洲、南美洲
	Kyasanur 森林热病毒	蜱	Kyasanur 森林热	印度
	鄂目斯克出血热病毒	蜱	鄂目斯克出血热	俄罗斯
披膜病毒科	基孔肯雅病毒	蚊	基孔肯雅热	亚洲、非洲
沙粒病毒科	Junin 病毒	啮齿动物	阿根廷出血热	南美洲
	马丘波病毒	啮齿动物	玻利维亚出血热	南美洲
	Lassa 病毒	啮齿动物	Lassa 热	非洲
	Sabia 病毒	啮齿动物	巴西出血热	南美洲
	Guanarito 病毒	啮齿动物	委内瑞拉出血热	南美洲
丝状病毒科	埃博拉病毒	未确定	埃博拉出血热	非洲、美洲
	马堡病毒	未确定	马堡出血热	非洲、美洲

汉坦病毒

汉坦病毒十余种,常见类型有 6 种。

表 30-2　与人类疾病有关的汉坦病毒型别

病毒型	流行地区	所致疾病	主要宿主
汉滩病毒	亚洲、欧洲	HFRS（重）	黑线姬鼠
汉城病毒	全世界	HFRS（中）	褐家鼠
普马拉病毒	欧洲、亚洲	HFRS（轻）	棕背鼠
希望山病毒	北美洲、俄罗斯	不详	草原田鼠
多布拉伐病毒	巴尔干半岛	HFRS（重）	黄颈姬鼠
辛诺柏病毒	北美洲	HPS	鹿鼠

HFRS：肾综合征出血热；HPS：汉坦病毒肺综合征

汉坦病毒基因组与编码蛋白

基因可分三片段，编码相应蛋白质。

表 30-3　汉坦病毒基因组与编码蛋白

基因组片段	编码的蛋白质
L 片段	编码依赖于 RNA 的 RNA 聚合酶
M 片段	编码包膜糖蛋白 G1、G2（有中和抗原位点和凝血酶活性位点）
S 片段	编码核壳蛋白 NP，免疫原性强

登革热与流行性出血热病毒传播

登革传播蚊叮咬，流行出血触鼠尿。新疆出血硬蜱叮，寒热肌痛出血貌，
重症休克肾损害，测定抗体诊重要。

表 30-4　出血热流行病学特征

流行病学特征		说明
传染源和存储宿主	啮齿动物	黑线姬鼠
		褐家鼠
传播途径 （三类五种）	动物源性传播（主要）	呼吸道
		消化道
		破损皮肤
	胎盘传播	
	虫媒传播	
流行地区和季节	姬鼠型疫区	流行高峰 11—12 月
	家鼠型疫区	流行高峰 3—5 月
	混合型疫区	流行高峰 3—5 月，11—12 月

出血热病毒的致病性与免疫性

直接损伤及免疫,三大主症经五期。体液细胞均重要,病后持久免疫力。

表 30-5　出血热病毒的致病性与免疫性

致病性与免疫性	说明
三大主症	发热、出血和肾功能损害
五期临床经过	发热期、低血压期、少尿期、多尿期、恢复期
发病机制	
病毒→发病始动因素	直接损伤
	激发免疫应答
免疫病理损伤	Ⅰ型、Ⅲ型变态反应
免疫机制	
中和抗体:主要作用	免疫力稳定、持久
细胞免疫:重要作用	

微生物学检查方法与防治原则

分离接种查血清,已有疫苗作预防,预防接种很重要,治疗患者用单抗。

表 30-6　出血热病毒的微生物学检查方法与防治

	说明
微生物学检查法	病毒分离:患者急性期血液(阴性盲传三代)
	接种细胞:免疫荧光测抗原
	接种乳鼠鼠脑:发病,测抗原
	血清学检查
	检测特异性 IgM 抗体,IgM 捕捉法
	检测特异性 IgG 抗体,双份血清抗体升高 4 倍以上可确诊
预防	纯化鼠脑灭活疫苗(汉坦型)
	细胞培养灭活单价疫苗(汉坦型、汉城型)
	细胞培养灭活双价疫苗(汉坦型和汉城型)
治疗	"液体疗法"为主的综合对症措施
	特异性单克隆抗体抗病毒治疗

第三十一章 疱疹病毒

人类疱疹病毒的分类

疱疹病毒三亚科，病毒类型有8个。

表 31-1 人类疱疹病毒的分类及主要性状

亚科	正式名	常用名	生长特点	潜伏部位	传播方式
α	HHV-1	HSV-1	短期，溶细胞	神经细胞	密切接触
	HHV-2	HSV-2	同上	同上	密切接触、性传播
	HHV-3	VZV	同上	同上	呼吸道、密切接触
β	HHV-5	HCMV	长期，巨大细胞	腺体、肾等	密切接触、输血
	HHV-6	HHV-6	长期，淋巴组织增生	淋巴组织	呼吸道、密切接触
	HHV-7	HHV-7	同上	淋巴组织	不清楚
γ	HHV-4	EBV	可变，淋巴组织增生	淋巴组织	唾液、接吻
	HHV-8	KSHV	同上	淋巴组织	唾液等

注释：疱疹病毒（HHV）、单纯疱疹病毒1型和2型（HSV-1和HSV-2）、水痘-带状疱疹病毒（VZV）、人疱疹病毒6型和7型（HHV-6和HHV-7）、EB病毒（EBV）和卡波西肉瘤相关疱疹病毒（KSHV）

人类疱疹病毒的共同特征

疱疹病毒种类多，共同特征有五个。

表 31-2 人类疱疹病毒的共同特性

特性	说明
形态特性	病毒呈球形，核衣壳立体对称，dsDNA，有包膜
增殖特性	HHV编码多种蛋白和酶，参与病毒增殖，亦是抗病毒药物作用的靶位
致病特性	病毒在胞核内复制和装配，通过细胞溶解方式释放，能引起细胞融合，形成多核巨细胞
感染特性	HHV可表现为溶细胞性感染、潜伏感染和细胞永生化
免疫学特性	依靠细胞免疫控制HHV感染

人类疱疹病毒感染的类型

疱疹病毒感染人，感染类型可多变：原发复发与潜伏，整合感染及先天。

表 31-3 HHV 感染的类型及主要表现

类型	HHV 感染的主要表现
原发感染	表现为显性或隐性感染，显性感染为黏膜与皮肤的局部疱疹，亦可出现疱疹性脑膜炎、疱疹性角膜结膜炎等
复发感染	原发感染后，少数病毒潜伏在细胞内，当机体受发热等刺激时，可激活潜伏病毒引起感染复发；复发性感染病程短，组织损伤轻，且感染更为局限化
潜伏感染	原发感染后，少数病毒潜伏在细胞内不增殖，亦不破坏细胞，病毒与细胞处于平衡状态
整合感染	潜伏感染的病毒，可发生病毒DNA与宿主细胞染色体整合；整合感染与某些肿瘤的发生有关
先天感染	HCMV等疱疹病毒经垂直传播途径引发感染，尤其是通过胎盘感染胎儿，引起先天性疾病

人类疱疹病毒生物学特征

疱疹病毒有八型，生物特性有差异。

表 31-4 人类疱疹病毒主要生物学特征与所致疾病

亚科	种类		主要生物学特征				所致疾病
	正式命名	通用名	宿主范围	复制周期	细胞病变	潜伏部位	
α	人疱疹病毒Ⅰ型 (HHV-1)	单纯疱疹病毒1型 (HSV-1)	较广，多种上皮细胞和成纤维细胞	增殖迅速	明显，溶细胞性感染	三叉神经节和颈上神经节	唇疱疹（原发或潜伏感染再激活）、角膜炎（原发或潜伏感染再激活）、脑炎/脑膜脑炎（原发或潜伏感染再激活）
	人疱疹病毒2型 (HHV-2)	单纯疱疹病毒2型 (HSV-2)	较广，上皮细胞和成纤维细胞	增殖迅速	明显，溶细胞性感染	骶神经节	生殖器疱疹（原发或潜伏感染再激活）、新生儿疱疹（围生期感染）
	人疱疹病毒3型 (HHV-3)	水痘-带状疱疹病毒 (VZV)	较窄，少数人的上皮细胞和成纤维细胞	增殖较缓慢	明显，溶细胞性感染	脊髓后根神经节或脑神经感觉神经节	水痘（原发感染）、带状疱疹（潜伏感染再激活）

续表

亚科	种类		主要生物学特征				所致疾病
	正式命名	通用名	宿主范围	复制周期	细胞病变	潜伏部位	
β	人疱疹病毒5型（HHV-5）	人巨细胞病毒（HCMV）	较窄，白细胞，少数人的上皮细胞和成纤维细胞	增殖缓慢	病变细胞肿胀，核增大，形成巨细胞病变	分泌性腺体，肾，白细胞	CMV感染（先天性感染）、间质性肺炎（原发及潜伏感染再激活）、巨细胞病毒性肝炎（潜伏感染再激活）、脑炎/脑膜炎（潜伏感染再激活）、输血后单核细胞增多症
	人疱疹病毒6型（HHV-6）	同正式名	较窄，主要感染淋巴细胞	长期潜伏，增殖性感染时复制周期较长	出现气球样病变	淋巴组织，涎腺	婴幼儿玫瑰疹
	人疱疹病毒7型（HHV-7）	同正式名	窄，只感染$CD4^+$ T细胞	长期潜伏，增殖性感染时复制周期长	出现气球样病变	涎腺	婴幼儿玫瑰疹
γ	人疱疹病毒4型（HHV-4）	EB病毒（EBV）	窄，主要感染B细胞	长期潜伏，增殖性感染时复制周期长	罕见明显的细胞病变，能转化B细胞	淋巴组织，B细胞	传染性单核细胞增多症（原发感染）、Burkitt淋巴瘤（原发感染）、鼻咽癌
	人疱疹病毒8型（HHV-8）	卡波西肉瘤相关疱疹病毒（KSHV）	窄，主要感染B细胞	长期潜伏，增殖性感染时复制周期长	很少出现明显的细胞病变，前列腺?致瘤性?	B细胞，涎腺?	卡波西肉瘤

注释：参考国际病毒命名委员会疱疹病毒研究小组1992年报告

VZV、CMV 和 EBV 所致疾病和潜伏部位

常见病毒三类型，致病潜伏不相同。

表31-5　VZV、HCMV 和 EBV 所致疾病和潜伏部位

病毒	所致主要疾病	潜伏感染的部位
水痘-带状疱疹病毒（VZV）	水痘、带状疱疹	脑、颈或腰神经节
人巨细胞病毒（HCMV）	巨细胞包涵体病、输血后单核细胞增多症、先天性畸形、肝炎、间质性肺炎	中性粒细胞和淋巴细胞
EB病毒（EBV）	传染性单核细胞增多症、鼻咽癌、Burkitt淋巴瘤	B淋巴细胞

单纯疱疹病毒

单纯Ⅰ型唇疱疹，Ⅱ型患在生殖器。

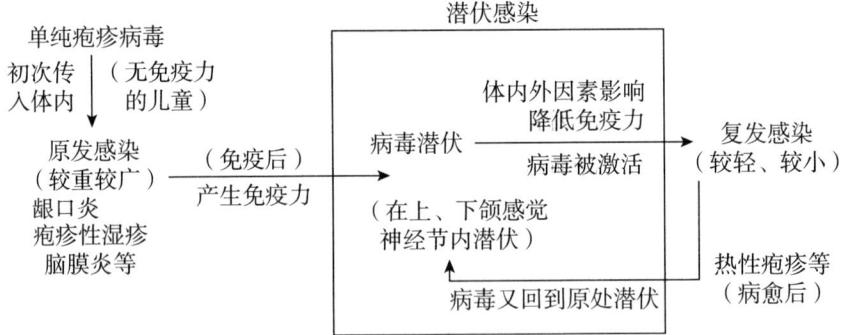

图 31-1　HSV 原发感染、潜伏感染及潜伏再激活的机制

水痘病毒

原发水痘见儿时，再发带疹成人期。

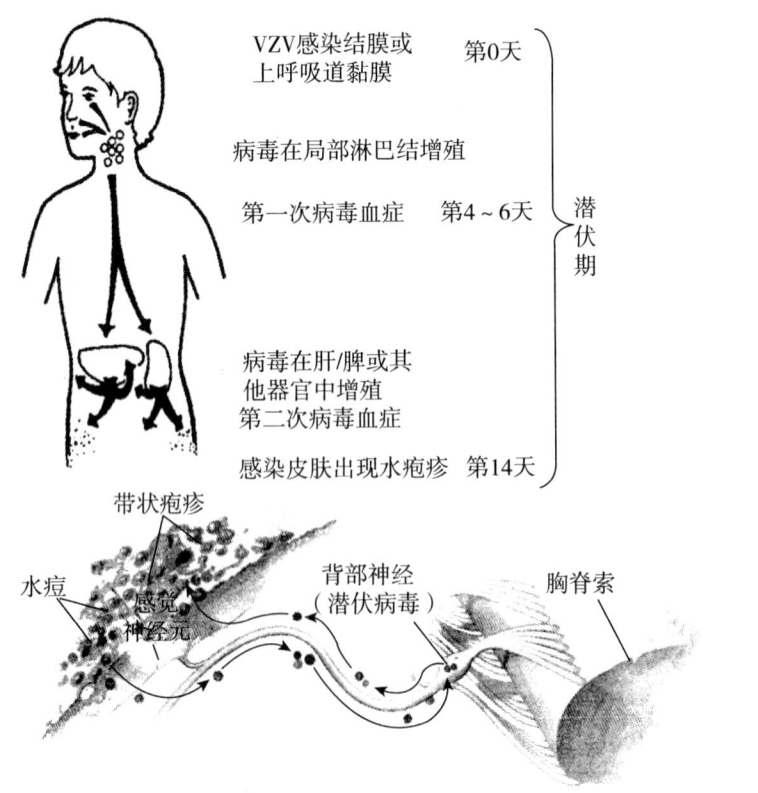

图 31-2　水痘发病机制的假说

表 31-6 HHV 感染的实验室检查

检测法	材料与常用方法
快速诊断	刮取的病损组织作涂片，用荧光素或酶标记抗体染色，检测细胞内病毒抗原；Wright-吉姆萨染色后找细胞核内包涵体及多核巨细胞
核酸检测	应用 PCR 或原位杂交技术检测标本中疱疹病毒 DNA，快速敏感而特异，脑脊液 PCR 扩增可诊断疱疹性脑炎
分离培养	水疱液等标本接种于人胚肾、兔肾等敏感细胞分离病毒，细胞病变表现为细胞肿胀、变圆、折光性增强和形成多核巨细胞等

EB 病毒

鼻咽癌与淋巴瘤，相关病毒是 EB。

表 31-7 EB 病毒在相关组织中的存在和表达

肿瘤类型	病毒基因组	mRNA 表达	蛋白质表达
鼻咽癌[1]	环化游离状	EBNA1、LMP1、LMP2、BARF0	EBNA1、LMP1
儿童淋巴瘤	环化游离状+线状整合	EBNA1，BARF0	EBNA1
枭猴淋巴瘤[2]	环化游离状	EBNA1、EBNA2、LMP1、LMP2、BARF0	EBNA1-EBNA4、LMP1、LMP2

注释：本表简单归纳了 3 种 EB 病毒相关肿瘤组织中病毒的存在形式和检查到的表达产物。[1] 有 5%～10% 的鼻咽癌标本，同时伴有增殖期或部分增殖期感染；[2] 枭猴的淋巴瘤组织中发现有少量非潜伏期基因的表达

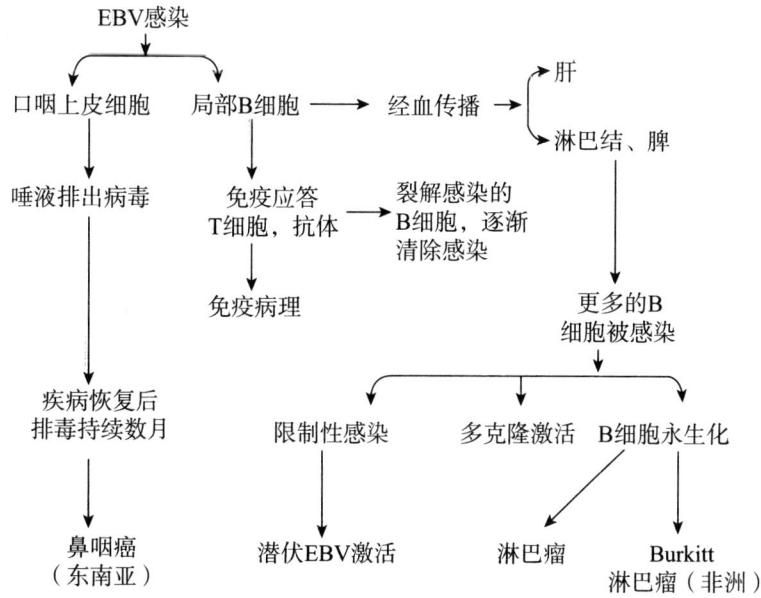

图 31-3 EBV 感染及其发病机制

EB病毒抗体效价测定

EB病毒查抗体,效价高低有意义,疾病类型若不同,抗体类型有差异。

表 31-8 EBV 抗体的临床分析

疾病类型	异嗜性抗体	EBV 特异性抗体			
		VCA-IgM	VCA-IgG	EA 抗体	EBNA 抗体
慢性原发感染	−	−	+	+	−
急性原发感染	+	+	+	±	−
复发性感染	−	−	+	抗 EA-R + 或抗 EA-D +	+
非洲儿童恶性淋巴瘤	−	−	+	抗 EA-R +	+
鼻咽癌	−	−	+	抗 EA-D +	+
既往感染	−	−	+	−	+
未感染	−	−	−	−	−

第三十二章 反转录病毒

一、反转录病毒的生物学特性

反转录病毒概况

病毒球形有包膜，基因RNA二聚体，反转录酶在核心，RNA作模板用，复制DNA拷贝，整合宿主染色体，子代复制作模板，病毒释放称出芽，感染细胞不杀死，许多病毒致癌症。

表 32-1 反转录病毒的重要生物学特性

结构与性状	特点
病毒颗粒	球形，直径80～120nm，核蛋白螺旋排列，衣壳呈二十面体立体对称
化学组成	RNA（1%）、蛋白（约65%）、脂类（约30%）、糖类（约4%）
基因组	+ssRNA，长5～11kb，二倍体。有些是缺陷病毒，有些携带癌基因
蛋白	病毒体内有反转录酶
包膜	有
复制	反转录酶以病毒RNA基因组为模板复制DNA拷贝，DNA拷贝整合进细胞染色体，构成前病毒，前病毒成为子代病毒复制的模板
成熟释放	病毒从细胞膜出芽释放
感染特性	①不杀死感染细胞，慢病毒除外；②前病毒永久潜伏在细胞内；③可激活细胞基因的表达，包括细胞癌基因；④许多是肿瘤病毒

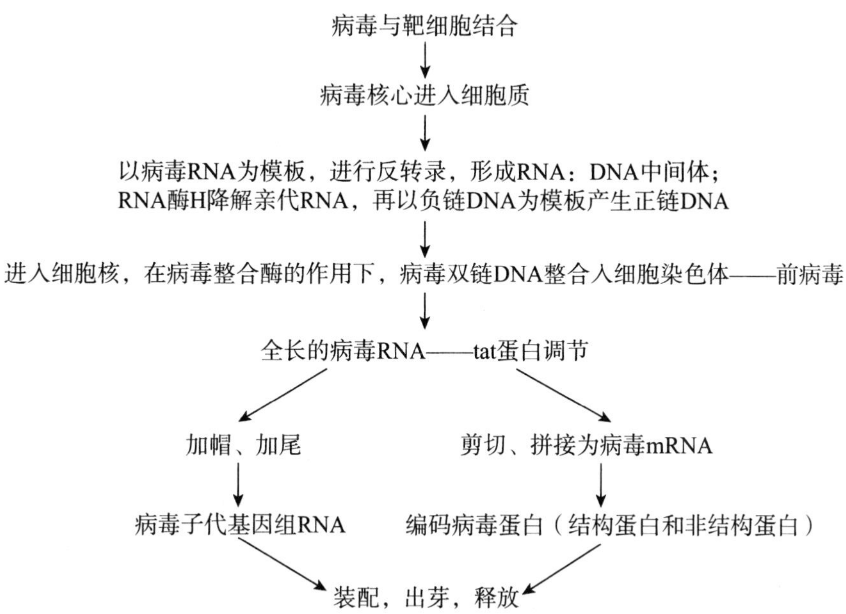

病毒与靶细胞结合
↓
病毒核心进入细胞质
↓
以病毒RNA为模板，进行反转录，形成RNA：DNA中间体；
RNA酶H降解亲代RNA，再以负链DNA为模板产生正链DNA
↓
进入细胞核，在病毒整合酶的作用下，病毒双链DNA整合入细胞染色体——前病毒
↓
全长的病毒RNA——tat蛋白调节
↙ ↘
加帽、加尾　　　　　　　剪切、拼接为病毒mRNA
↓　　　　　　　　　　　　↓
病毒子代基因组RNA　　编码病毒蛋白（结构蛋白和非结构蛋白）
↘ ↙
装配，出芽，释放

图 32-1 反转录病毒的复制过程

二、人类免疫缺陷病毒(HIV)

HIV 的生物学性状

HIV 病毒体,生物性状较特异。

表 32-2 HIV 的生物学性状

生物学性状		说明
形态结构	包膜	为双层、脂蛋白
	刺突	gp120、gp41
	内膜蛋白	p17
	衣壳蛋白	p24
	核衣壳蛋白	p7
	酶	蛋白酶、反转录酶、整合酶
	核酸	两条相同的单股正链 RNA
基因组及其编码蛋白	结构基因	*Env*:编码 gp120 和 gp41 *Pol*:编码反转录酶、RNA 酶 H、蛋白酶、整合酶 *Gap*:编码 p17, p24 和 p7
	调节基因	Tat、Rev、Nef、Vif、Vpr、Vpu
	末端序列	

HIV 的致病性与免疫性

血液垂直性传播,$CD4^+T$ 受感染,诱导凋亡 T 细胞,免疫损伤细胞亡。

表 32-3 HIV 的致病性与免疫性

			说明
致病性	传播途径		血液传播:输血、血制品、器官移植、注射等 性传播:艾滋病是性传播疾病之一 垂直传播:胎盘、产道、哺乳
	致病机制	易感细胞	HIV 主要感染 $CD4^+T$ 淋巴细胞和单核巨噬细胞 HIV 的受体是 CD4 分子,辅助受体是 CCR5 或 CXCR4 等趋化因子
		损伤机制	细胞融合形成多核巨细胞,丧失正常分裂能力 CTL 对感染细胞的直接杀伤,抗体介导的 ADCC 作用,NK 细胞杀伤诱导 $CD4^+T$ 细胞凋亡 细胞内复制产生大量未整合病毒 DNA,抑制细胞正常的生物合成 HIV 作为超抗原激活细胞,造成免疫损伤和细胞死亡
免疫性	HIV 可诱导特异性细胞免疫和体液免疫应答的产生,但作用不明显		

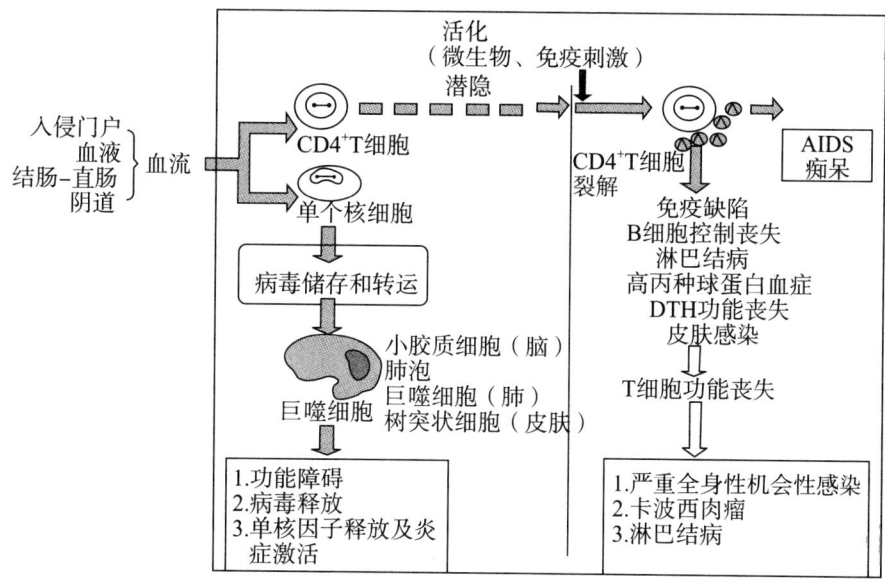

图 32-2 HIV 致病性和免疫性

临床表现

临床表现分四期,病程缓慢伤机体。

表 32-4 HIV 感染的临床表现及分期

分期	时间	症状	抗体	CD4 细胞 /mm³
急性感染期	2～3 周	发热、头痛、乏力、淋巴结肿大等	+ 或 -	600～1200
无症状潜伏期	10 年左右	一般无临床症状	+	400～600
艾滋病相关综合征	1～6 年	低热、盗汗、全身倦怠、慢性腹泻及全身淋巴结肿大等	+	200～500
免疫缺陷期	4～10 年	严重免疫缺陷,合并机会致病菌感染和恶性肿瘤	+	0～200

合并感染

机体免疫受重创,易发肿瘤和感染。

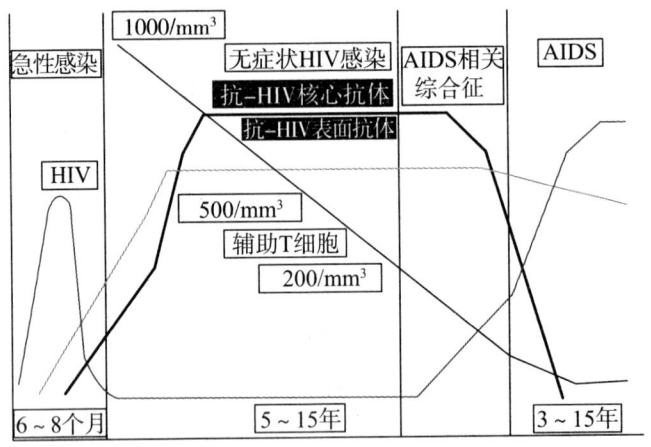

图 32-3　HIV 感染过程示意图

表 32-5　合并感染

合并感染		说明
机会性感染	真菌	白假丝酵母菌、新型隐球菌、组织胞浆菌等
	细菌	结核分枝杆菌、李斯特菌、某些沙门菌和链球菌
	病毒	巨细胞病毒、单纯疱疹病毒、水痘-带状疱疹病毒
	原虫	隐孢子虫、弓形虫
肿瘤		疱疹病毒 8 型引起的卡波西肉瘤 多克隆 B 细胞恶变产生的恶性淋巴瘤 EB 病毒所致的 Burkitt 淋巴瘤 HPV 所致的生殖道恶性肿瘤

HIV 的微生物学检查法与防治方法

检测抗体及抗原，药物治疗效不佳。预防工作很重要，有效疫苗待研发。

表 32-6　HIV 的微生物学检查法与防治方法

检查与防治		说明
检测方法	检测病毒抗体	ELISA 初筛 HIV 抗体，蛋白印迹法确认 HIV 抗体
	检测病毒抗原	ELISA 检测 p24 抗原，用于早期辅助诊断
	检测病毒核酸	定量 RT-PCR 检测病毒载量、监测疾病进展和抗病毒治疗效果
	病毒分离培养	是 HIV 感染的重要依据，但一般不作为常规方法

续表

检查与防治		说明
防治原则	治疗原则	主要针对病原以及合并症进行治疗
	药物治疗	核苷类反转录酶抑制剂、非核苷类反转录酶抑制剂、蛋白酶抑制剂、融合抑制剂
	治疗方案	高效抗反转录病毒治疗（HAART）
	预防	开展健康教育，禁止静脉吸毒，提倡安全性生活，严格血液制品检测，阻断母婴传播
	疫苗	尚无有效疫苗

第三十三章　其他病毒

一、狂犬病病毒

狂犬病病毒概况

狂犬病毒嗜神经，病犬咬人而发病。水风声光四项齐，检查脑部内基体。伤口消毒肥皂水，疫苗早用莫迟疑。

狂犬病病毒致病机制

经口伤面进机体，沿着神经往上行。到达中枢来增殖，再到涎腺等组织。

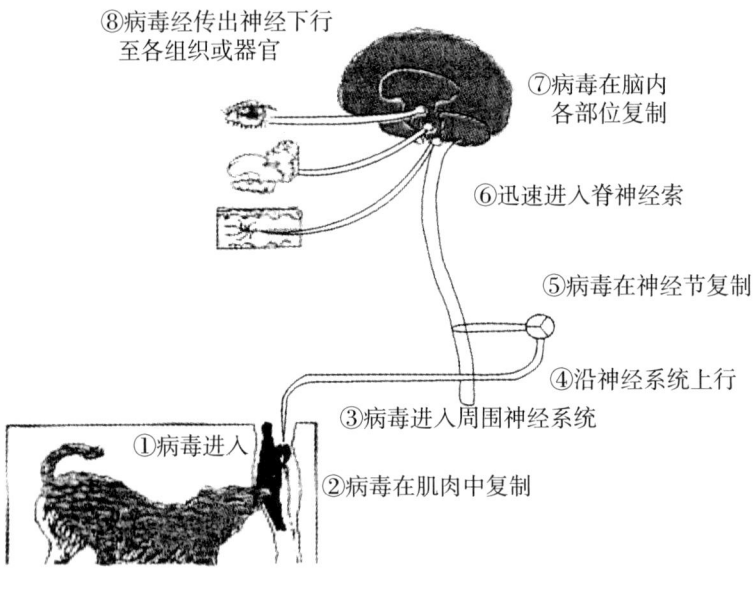

图 33-1　狂犬病病毒致病机制

狂犬病的预防对策

捕杀野犬防传染，家犬应当善管理，接种狂犬病疫苗，增强人群抵抗力，综合措施防发病，犬咬之后早处理。

表 33-1　狂犬病的预防措施

预防措施	说明
控制传染源	捕杀野犬，加强家犬管理
增强人群抵抗力	接种狂犬病疫苗
及时处理伤者	①伤口处理：人被狂犬咬伤后，立即用20%肥皂水、清水冲洗伤口，再涂以5%碘酒，必要时局部用狂犬病病毒高效价免疫血清进行浸润注射
	②注射免疫血清：咬伤严重的，在使用疫苗前先注射抗狂犬病病毒血清进行被动免疫
	③接种狂犬病疫苗

表 33-2　可经皮肤或皮肤创伤感染的病原体

种类	病原体名称
细菌	金黄色葡萄球菌、破伤风梭菌、产气荚膜梭菌、铜绿假单胞菌
病毒	狂犬病病毒
其他	钩端螺旋体、诺卡菌

二、人乳头瘤病毒及其他

与HPV感染有关的疾病

HPV 感染人，皮肤黏膜易受累，引起上皮增生变，某些癌症相关联。

表 33-3　HPV型别与人类疾病的关系

相关疾病	型别
皮肤	
跖疣	1、4
寻常疣	2、4、7、29、54
扁平疣	3、10、28、41
肉贩疣	7、40
疣状表皮增生异常	5、8、9、12、14、15、17、19～25、36
黏膜	
尖锐湿疣	6、11
喉乳头瘤、口腔乳头瘤	6、11
宫颈上皮内瘤、宫颈癌	密切相关：16、18
	中度相关：31、33、35、45、51、52、56、58

人类肿瘤相关病毒

某些病毒感染人，可能诱发生癌症。

表 33-4　人类肿瘤相关病毒

病毒科	人类肿瘤	相关病毒
嗜肝 DNA 病毒	肝细胞癌	HBV、HCV
疱疹病毒	鼻咽癌	EBV
	Burkitt 淋巴瘤	EBV
	卡波西肉瘤	HHV-8
乳多空病毒	乳头瘤病毒	HPV 某些型
	宫颈癌	HPV-16、18 型
反转录病毒	成人 T 细胞白血病	HTLV-1

围生期病毒感染

常见病毒有数种，容易感染新生儿。

表 33-5　围生期病毒感染

病毒	宫内感染	经产道感染	分娩后感染
风疹病毒	+	-	罕见
HCMV	+	++	+
HSV	+	++	+
VZV	+	罕见	罕见
HBV	+	++	+
肠道病毒	+	++	+
HIV	+	++	罕见

VZV：水痘 - 带状疱疹病毒；HBV：乙型肝炎病毒；HSV：单纯疱疹病毒；HCMV：人巨细胞病毒；HIV：人类免疫缺陷病毒

第三十四章 朊粒

朊粒的特征

宿主基因来编码,构象异常朊蛋白,具有致病传染性,引起海绵状脑病。

表 34-1 朊粒的特征

特征	说明
朊粒的生物学特征	①是一种正常宿主细胞基因编码的、构象异常的朊蛋白,体积微小(<300nm) ②只有蛋白,无基因组,对各种生理作用的抵抗力强 ③两种朊蛋白:a. 细胞朊蛋白,存在于正常及感染动物细胞内,无致病性;b. 羊瘙痒病朊蛋白,存在于感染动物体内,有致病性和感染性
致病特点	①潜伏期长,数月至数十年 ②一旦发病呈慢性、进行性发展,以死亡告终 ③病理学特征为脑皮质神经元空泡变性、死亡、缺失,小胶质细胞高度增生,脑皮质疏松、呈海绵状 ④不能诱导产生特异性免疫应答 ⑤感染人的朊粒病:库鲁病、克-雅病、克-雅病变种 ⑥主要临床表现为痴呆、共济失调、震颤

细胞朊蛋白

正常基因编码生,α螺旋主构象,蛋白酶K很敏感,没有致病传染性。

羊瘙痒病朊蛋白

PrP^c异常变,β折叠为主型,蛋白酶K有抗性,具有致病传染性。

表 34-2 PrP^c和PrP^{sc}生物学性状的比较

	PrP^c(细胞朊蛋白)	PrP^{sc}(羊瘙痒病朊蛋白)
分子构象	42%的α-螺旋结构	30%的α-螺旋结构
	3%的β-片层结构	43%的β-片层结构
存在部位	正常及感染动物的细胞膜上	感染动物的细胞质内或细胞外

续表

	PrP^c（细胞朊蛋白）	PrP^sc（羊瘙痒病朊蛋白）
存在形式	单体或二聚体	形成纤维或短杆状的聚合体
对蛋白酶 K 的抗性	敏感	抗性
对去污剂的溶解性	可溶	不可溶
合成	<0.1 小时	>1~3 小时
分解	5 小时	>24 小时
致病性	无	有
传染性	无	有

病毒与朊粒的比较

病毒有核酸，形态可鉴定。甲醛可灭活，加热易变性。
辐照较敏感，潜伏期较短。免疫有应答，诱导干扰素，
反应有炎症，朊粒不相同。

表 34-3 病毒与朊粒的比较

	病毒	朊粒
感染性	+	+
核酸	+	-
形态学鉴定（电镜）	+	-
甲醛灭活	+	-
电离辐射、紫外线照射敏感性	敏感	不敏感
蛋白特性		
加热 80℃	变性	稳定
蛋白酶 K	敏感（某些）	不敏感
CPE	+	-
潜伏期	根据病毒而不同	长
诱发免疫应答	+	-
诱导产生干扰素	+	-
引起炎症反应	+	-

朊粒病的共同特点

潜伏期长若干年，病程慢性进行性。病理变化很特殊，主要病变在脑部。
免疫原性比较低，免疫应答难产生。

表 34-4 朊粒病的共同特点

朊粒病共同特点	说明
潜伏期长	可达数年至数十年
慢性进行性发展	最终死亡
神经系统症状为主	表现为痴呆、共济失调、震颤等
特殊病理学变化	脑皮质神经元空泡变性、死亡，星形胶质细胞增生，脑皮质疏松、呈海绵状，有淀粉样斑块形成，脑组织中无炎症反应
免疫原性低	不能诱导机体产生特异性免疫应答

人和动物的朊粒病

人和动物朊粒病，各自均有好几种。

表 34-5 人和动物的朊粒病

动物朊粒病	人类朊粒病
羊瘙痒病	库鲁病
水貂传染性脑病	克-雅病
鹿慢性消瘦症	变异型克-雅病
牛海绵状脑病	格斯特曼综合征（GSS）
猫海绵状脑病	致死性家族性失眠症

克-雅病的类型

克-雅病分四类型，临床常见散发型。

表 34-6 克-雅病的类型

克-雅病的类型	说明（主要临床特征）
散发型	最常见，传染途径不明
家族遗传型	
GSS	小脑运动失调，眼球震颤和步态异常，后期出现痴呆
致死性家族性失眠症	遗传性失眠，睡眠紊乱与智力下降，损伤累及丘脑
传染型	主要为医源性传播，如外科手术污染、器官移植或注射污染等
克-雅病新变种	发生于青年人，精神和感觉症状、运动失调、肌肉痉挛和痴呆

朊粒的病原学检测及预防

病原检测查抗体，重在预防不发病。

表 34-7 朊粒的病原学检测及预防

项目	说明
病原学检测	标本经蛋白酶 K 处理，破坏 PrP^c，然后用 PrP 单克隆抗体检测致病因子 PrP^{sc}（免疫组化法或蛋白印迹法）
预防原则	
医源性朊粒病	对患者手术器械及污染物等必须彻底灭菌
疯牛病及克-雅病	禁用牛、羊等动物骨肉粉作为饲料添加喂养牛等动物，阻断可能的传播途径（消化道、血液、神经及医源性等）

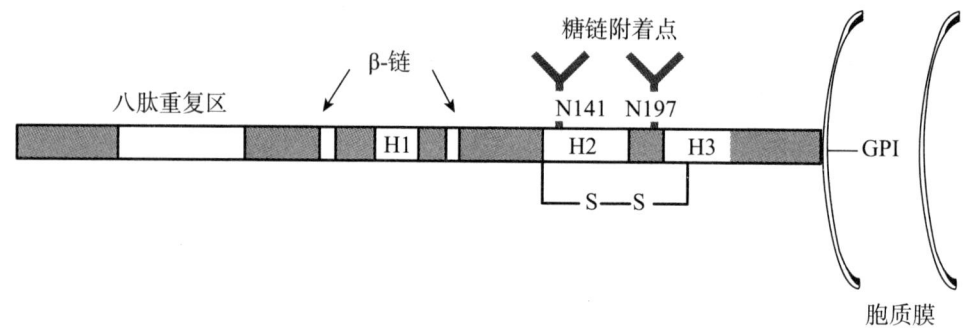

图 34-1 朊粒的分子结构模式图

朊蛋白分子由 253 个氨基酸组成多肽链，其氨基端含有 5 个八肽重复序列、两个糖基化位点、一个二硫键。此外，两端各有一个信号肽序列，在蛋白质加工、成熟过程中被删除，剩余 210 个氨基酸残基

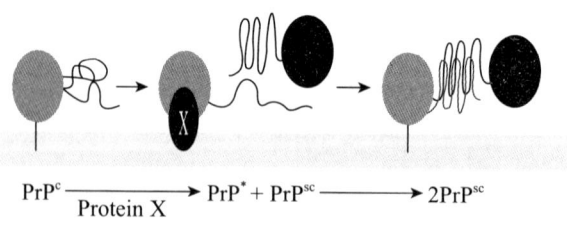

图 34-2 PrP^c 转化为 PrP^{sc} 的模式图

第三十五章 真菌学总论

一、生物学性状

真菌按形态及结构分类

按照形态与结构，真菌分为四类型：单细胞与多细胞，类酵母型酵母型。

表35-1 真菌的形态

分类	说明
单细胞真菌	呈圆形或卵圆形
酵母型真菌	不产生菌丝，以出芽方式繁殖
类酵母型真菌	产生假菌丝，以出芽方式繁殖
多细胞真菌	由菌丝和孢子组成
菌丝	呈管状，是孢子以出芽方式繁殖时形成的
	按功能分为：营养菌丝、气中菌丝和生殖菌丝
	按形态分为：螺旋体、球拍体、结节状、鹿菌状等
孢子	是真菌的繁殖体
	按结构分为：有性菌丝和无性菌丝
	按形态可分为：分生孢子、叶状孢子（包括芽生孢子、厚膜孢子和关节孢子）、孢子囊孢子3种类型

注释：部分真菌在不同条件下可发生单细胞真菌和多细胞真菌两种形态的可逆转换，称为真菌的双相性或二相性

真菌的繁殖方式

真菌繁殖四方式：二分裂法称裂殖，
芽生方式见酵母，还有芽管与隔殖。

表35-2 真菌的繁殖方式

繁殖方式	说明
芽生	酵母型真菌和类酵母型真菌多以此种方式繁殖
裂殖	以二分裂法进行繁殖（不多见）
芽管	有的真菌孢子以此方式繁殖芽管延伸后形成菌丝
隔殖	分生孢子梗某一段形成一隔膜，随后原生质浓缩形成一个新的孢子，孢子可再独立繁殖

真菌孢子

真菌孢子可繁殖,繁殖方式此为主。细胞内外可形成,一个可以变多个。
抵抗能力不太强,七十度时可死亡。细菌芽孢相比较,二者之间不一样。

表 35-3 真菌孢子与细菌芽孢的区别

	真菌孢子	细菌芽孢
繁殖方式	是一种繁殖方式	不是繁殖方式
形成数量	一条菌丝可形成多个孢子	一个细菌只能形成一个芽孢
抵抗力	不强,60～70℃短时即死	强,短时煮沸不死
形成部位	细胞内或细胞外	细胞内
作用	是最重要的繁殖方式	不是繁殖方式,而是对营养缺乏的一种反应

真菌与细菌的比较

真菌属于真核C,胞核完整有胞器,胞壁没有肽聚糖,胞膜含有胆固醇,
细胞体积比较大,青霉素类不敏感,若与细菌相比较,二者之间有差异。

表 35-4 真菌和细菌的比较

项目	真菌	细菌
细胞	真核细胞	原核细胞
细胞核	有,还有核仁、核膜	拟核,无核仁、核膜
细胞器	有	只有核糖体
细胞壁	无肽聚糖,有多糖(75%)与蛋白质(25%)	有肽聚糖
青霉素或头孢菌素	不敏感	敏感
细胞膜	含固醇	不含固醇
大小,复杂程度	比细菌大几倍或几十倍,结构复杂	小,简单

二、致病性与免疫性

真菌的致病性

真菌可以感染人,引起深浅真菌病,正常寄生之真菌,可作条件致病菌,
真菌对人是异物,可以引起超敏病,真菌毒素可中毒,有的还能致癌症。

表 35-5　真菌的致病性

致病性	说明
真菌性感染	主要是一些外源性真菌的感染，可引起皮肤、皮下和深部真菌感染
条件致病性真菌感染	主要是内源性真菌感染，寄居在人体内正常菌群中的真菌，当人体免疫力下降或菌群失调时引起感染。常发生于长期使用抗生素、激素和免疫抑制剂化疗、放疗的患者
真菌性超敏反应	敏感患者吸入或食入某些菌丝或孢子时可引起各种类型的超敏反应，如荨麻疹、过敏性皮炎、哮喘等
真菌毒素中毒	食入真菌污染的食物，真菌毒素可侵害肝、肾、脑、中枢神经系统及造血组织
致肿瘤	有些真菌毒素的产物可能致癌，如黄曲霉素与肝癌有关

致恶性肿瘤的真菌毒素

某些真菌产毒素，可能引起恶性瘤。

表 35-6　致恶性肿瘤的真菌毒素

毒素名称	作用部位	敏感动物	产生菌
黄曲霉毒素 B1	肝、肾、肺（癌）	大鼠	黄曲霉菌、寄生曲霉菌
黄曲霉毒素 G1	肝、肾、肺（癌）	大鼠	黄曲霉菌、寄生曲霉菌
黄曲霉毒素 M1	肝（癌）	大鼠	黄曲霉菌、寄生曲霉菌
杂色曲霉菌素	肝（癌） 皮下组织（肉瘤）	大鼠	杂色曲霉菌、寄构巢曲霉菌
念珠菌素	皮下组织（肉瘤）	小鼠	白假丝酵母菌
灰黄霉素	肝（癌）	小鼠	灰棕青霉素、黑青霉素
赭曲霉毒素	肾、肝（癌）	小鼠	赭曲霉菌、纯绿青霉菌
麦角碱	耳（神经纤维瘤）	大鼠	麦角菌
T-2 毒素	胃肠（腺癌）	大鼠	三线镰刀菌
展青霉素	皮下组织（肉瘤）	大鼠	展青霉菌
白地霉培养物	前胃（乳头瘤）	小鼠	白地霉菌

真菌感染的免疫性

真菌感染免疫性，分为特异非特异。特异免疫力较低，非特免疫力较高。

特异细胞与体液，细胞免疫较重要。

表 35-7 真菌感染的免疫性

分类	免疫机制	说明
非特异性免疫	皮肤黏膜屏障作用	皮脂腺有杀菌作用（儿童皮脂腺不完善→头癣；成人手足缺少皮脂腺、多汗→手足癣）
	正常菌群拮抗作用	菌群失调→白假丝酵母菌感染
	吞噬作用	单核巨噬细胞和中性粒细胞
	体液中的抗菌物质	γ-IFN、TNF 等
特异性免疫	细胞免疫	主要
	体液免疫	抗感染作用有争议；检测抗体（诊断参考）

表 35-8 真菌分类和主要病原性真菌

亚纲	有性细胞	无性细胞	菌丝	主要病原性真菌
子囊菌亚纲	子囊孢子	分生孢子	窄、规则、有隔	芽生菌属、组织胞浆菌属、小孢子菌属、毛癣菌属、酵母菌属
半知菌亚纲	未知	分生孢子	窄、规则、有隔	厌酷球孢子菌属、巴西副球孢子菌、白假丝酵母菌
接合菌亚纲	接合孢子	孢子囊孢子	宽、不规则、无隔	毛霉、根霉
担子菌亚纲	担孢子	分生孢子	窄、规则、有隔	蘑菇、灵芝、新型隐球菌

三、微生物学检查法

真菌的微生物学检查法

采集标本先镜检，分离培养作鉴定，血清学检深部菌，核酸检测菌分型。

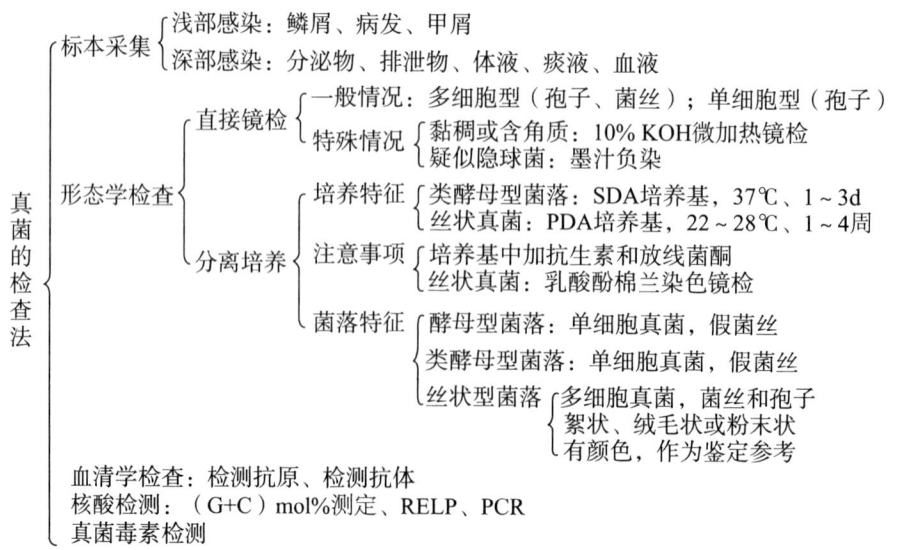

图 35-1 真菌的微生物学检查法

四、防治原则

真菌感染的防治原则

个人卫生防癣菌，局部用药疗效好；深部感染除诱因，抗真菌药有特效。

表 35-9 真菌感染的防治原则

真菌感染类型	防治原则
皮肤癣菌	清洁卫生、避免接触、消除真菌增殖条件、局部用药去除诱因、提高免疫力
深部感染	药物治疗：两性霉素 B、氟胞嘧啶、酮康唑、氟康唑（大扶康）、伊曲康唑（斯皮仁诺）

第三十六章 主要病原性真菌

一、概述

主要病原性真菌及真菌病

主要真菌十多种，引起疾病五类型：表面皮肤及皮下，机会感染流行性。

表 36-1 主要病原性真菌及真菌病

真菌病类型	真菌病	真菌
表面真菌感染	糠疹 白色毛孢子菌病 黑色毛孢子菌病	秕糠状鳞斑癣菌 毛孢子菌属 何德毛结节菌
皮肤真菌感染	皮肤真菌病 皮肤、黏膜和甲念珠菌病	小孢子菌、毛癣菌、表皮癣菌、假丝酵母菌（也称念珠菌）
皮下组织真菌感染	孢子丝菌病 着色真菌病	申克孢子丝菌 着色真菌
机会性真菌感染	系统性念珠菌病 新型隐球菌病 曲霉病 毛霉病	假丝酵母菌 新型隐球菌 曲霉 毛霉
地方流行性真菌感染	厌酷球孢子菌病 组织胞浆菌病 芽生菌病 副球孢子菌病	厌酷球孢子菌 荚膜组织胞浆菌 皮炎芽生菌 巴西副球孢子菌

真菌性疾病的类型（参见表 35-5）

真菌疾病之类型，归纳起来有五种。

致病性真菌的生物学特征

几种致病性真菌，形态培养有特性。

表 36-2 主要的致病性真菌及其重要生物学特征

菌名	形态	培养
荚膜组织胞浆菌	圆形或卵圆形、有荚膜的孢子。培养后形成大分生孢子，壁厚，四周有排列如齿轮的棘突	生长缓慢，形成白色棉絮状菌落，然后变黄转至褐色
粗球孢子菌	较大的厚壁孢子，内含许多内生性孢子，培养后形成关节孢子	生长迅速，很快由白色菌落转变为黄色棉絮状菌落
皮炎芽生菌	圆形的单芽生孢子，培养后形成分生孢子	初为酵母样薄膜，后为乳白色菌丝覆盖
巴西副球孢子菌	圆形的单或多芽生孢子，培养后形成分生孢子	菌落初呈膜状，有皱褶，其后为呈绒毛状的白色或棕色的气生菌丝

二、表面感染真菌、皮肤癣菌及皮下感染真菌

癣菌的种类

癣菌可分三类型，毛癣表皮小孢菌。主要引起皮肤癣，指甲毛发可发病。

表 36-3 癣菌的种类、侵犯部位及形态特征

癣菌属名	侵犯部位			肉眼菌落外观		镜检			
	皮肤	指甲	毛发	性状	颜色	大分生孢子	小分生孢子	厚膜孢子	菌丝
毛癣菌	+	+	+	绒絮状、粉粒状或蜡状	灰、红、紫、黄、橙、棕、黄绿	细棒状，壁较薄，数目少	呈葡萄状，梨状，棒状较多见	有时可见	螺旋状、球拍状、鹿角状
表皮癣菌	+	+	−	绒絮状、粉粒状		卵圆形或粗棒状，壁较薄	无	数目较多	球拍状
小孢子菌	+	−	+	绒絮状、粉粒状、石膏状	灰白、橘红、棕黄	纺锤状，壁较厚，数目不一	卵形或棒状，不呈葡萄状	比较常见球拍状	结节状、梳状、球拍状

皮肤丝状菌

皮肤丝菌致癣病,碱液透明查菌形[1]。

注释:[1] 碱液透明是指用氢氧化钾法

表 36-4 角层癣菌皮下感染真菌的特征

菌属	种数	主要致病菌	侵犯部位	所致疾病	菌落特征	大分生孢子	小分生孢子
鳞斑癣菌属	7	秕糠状鳞斑癣菌	角层	花斑癣、脂溢性皮炎	嗜脂性,酵母型菌落	丛状酵母样细胞、短粗、分枝状有隔菌丝	
孢子丝菌属	22	申克孢子丝菌	皮下组织	孢子丝菌性下疳	双相型真菌:SDA 上灰褐色皱膜状菌落;血平板(含胱氨酸)上酵母型菌落	无	梨形小分生孢子
着色真菌		裴氏丰萨卡菌、卡氏枝孢霉、疣状瓶霉、甄氏外瓶霉	皮下组织	皮肤着色真菌病、深部慢性感染	暗棕色、糊状	棕色有隔菌丝	棕色椭圆形、树枝状、剑顶状、花瓶状

三、地方流行性真菌

地方流行性真菌概况

地方流行性真菌,常见类型四五种。环境温度很敏感,温度不同形不同。

注释:地方流行性真菌均属双相型真菌,对环境温度敏感。一般在体内或37℃培养时呈酵母型,在25℃人工培养变为丝状型

表 36-5 主要地方流行性真菌的特征

病原菌名称	培养情况	体内形态	培养形态
荚膜组织胞浆菌	生长缓慢,形成白色棉絮状菌落,然后变黄,转至褐色	酵母型细胞,有荚膜样物质	圆形大分生孢子,厚壁,四周有排列如齿轮的棘突(诊断依据)
厌酷球孢子菌	生长迅速,很快由白色菌落转变为黄色棉絮状菌落	较大的厚壁球孢子,内含许多内生孢子	关节孢子
皮炎芽生菌	初为酵母样薄膜,后为乳白色菌丝覆盖	酵母型细胞、芽生孢子	小分生孢子为主,偶可形成厚膜孢子
马尔尼菲青霉	绒毛状,由淡黄色变为棕红色,有皱褶	圆形或长方形关节孢子	帚状枝,球形小分生孢子,链状排列

四、机会致病性真菌

(一)白假丝酵母菌(白色念球菌)

🌿 白假丝酵母菌

白念卵圆有假丝,芽管试验厚孢子。机会感染阴道炎,皮肤黏膜与脏器。

条件致病
- 皮肤黏膜感染,鹅口疮,阴道炎
- 内脏组织感染:肺炎、关节炎、膀胱炎、肾盂肾炎
- 中枢神经感染:脑膜(脑)炎、脑脓肿
- 过敏

图 36-1 白假丝酵母菌的致病性

表 36-6 几种病原性假丝酵母菌的鉴别要点

菌种	芽管形成试验	厚膜孢子形成试验	沙氏肉汤培养基菌膜形成	糖发酵试验			
				葡萄糖	麦芽糖	蔗糖	乳糖
白假丝酵母菌	+	+	-	+	+	+	-
热带假丝酵母菌	-	±	+	+	+	+	-
近平滑假丝酵母菌	-	-	-	+	+	+	-
克柔假丝酵母菌	-	-	-	+	-	-	-

🌿 引起白假丝酵母菌感染的致病因素

机体抵抗力降低,真菌感染易引起。

表 36-7　导致念珠菌感染的致病因素与各种病症

致病因素	疾病名称与症状描述
虚弱宿主如婴儿、住院患者 抗生素或皮质类固醇的大量使用 免疫功能受到抑制或丧失 各种疾病（如 AIDS、内分泌失调、糖尿病、癌症） 过度使用抗癌药物的患者 尿道及静脉插管 静脉注射毒瘾者	口腔 　鹅口疮：婴儿颊部黏膜有白色块状物，伴疼痛、呼吸困难 女性生殖道 　女阴阴道炎：常见于怀孕或糖尿病妇女，阴道中的白色念珠菌过量繁殖后造成过敏刺激、剧痒及分泌物增多 皮肤黏膜与指甲 　①念珠菌皮肤疹：常见于肥胖、多汗者或是糖尿病患者、在身体潮湿或温暖的部位（如腋下、臂沟、腹股沟等）造成发红、水疱及渗液 　②经常接触水者，其指甲可能易受念珠菌的感染，指甲皱襞会疼痛、红肿、化脓 　③慢性黏膜皮肤念珠菌病：此菌是儿童细胞免疫功能缺陷的前兆 　④婴儿尿布疹 全身器官 　以肺部、肾及脑膜的继发性感染最为常见，念珠菌经血循环流到各处，在原有的器官疾病或免疫功能丧失者身上加重感染

（二）新型隐球菌

新型隐球菌概况

新隐正圆厚胞膜，荚膜染色用墨汁，呼吸入侵脑膜炎，类似结核要警惕。

表 36-8　白假丝酵母菌与新型隐球菌的比较

	白假丝酵母菌	新型隐球菌
生物学特征	单细胞，菌体圆形，革兰氏染色阳性，可形成假菌丝和厚膜孢子	单细胞，菌体圆形，外周有很厚的荚膜，负染色很易观察
致病性	皮肤黏膜感染、内脏感染、中枢神经系统感染	传染源是鸽子，经呼吸道侵入，最易侵犯肺和中枢神经系统，引起慢性脑膜炎
微生物学检查法	脓痰标本可直接涂片革兰氏染色镜检、组织切片	脑脊液标本离心后行负染色，查到有厚荚膜出芽菌体，即可诊断

（三）曲霉

曲霉概况

曲霉可能感染肺，亦可播散到全身。真菌毒素耐高温，污染粮油诱癌症。

表 36-9　五种致病性曲霉的比较

曲霉	菌落	顶囊	小梗	孢子
烟曲霉	绿/深绿色	烧瓶状	单层，顶囊上半部	球形，有小棘，绿色，成链排列
黄曲霉	黄色	球形或近球形	双层，第一层长，布满顶囊表面，放射状	球形或梨形，有小棘，成链排列
黑曲霉	黑色	球形或近球形	双层，第一层长，布满顶囊表面，放射状	球形，黑褐色，有小棘，成链排列
土曲霉	淡褐色或褐色	半球形	双层，第一层短，顶囊的 2/3，放射状	球形，小，表面光滑，成链排列
构巢曲霉	绿色或暗绿色	半球形	双层，第一层略长，顶囊的上半部，放射状	球形，绿色，成链排列

（四）其他

其他真菌

其他真菌有两类：肺孢子菌和毛霉。

附录：病原微生物实验室生物安全

病原微生物传染性及感染的危害程度种类

根据传染危害性，由重到轻分四类。安全防护之级别，由轻到重分四级。

附表1 病原微生物传染性及感染的危害程度种类

类别	分类依据[1]	病原微生物数目[2]	实验室生物安全防护级别（BSL）
第一类	能够引起人类或者动物非常严重疾病的微生物，以及我国尚未发现或者已经宣布消灭的微生物	包括29种病毒	三级、四级
第二类	能够引起人类或者动物严重疾病，比较容易直接或者间接在人与人、动物与人、动物与动物间传播的微生物	包括51种病毒、4种朊粒、10种原核细胞型微生物、4种真菌	三级、四级
第三类	能够引起人类或者动物疾病，但一般情况下对人、动物或者环境不构成严重危害，传播风险有限，实验室感染后很少引起严重疾病，并且具备有效治疗和预防措施的微生物	包括细菌、病毒、真菌、螺旋体、衣原体等共计275种	二级
第四类	在通常情况下不会引起人类或者动物疾病的微生物		

[1] 参考：中华人民共和国第424号国务院令《病原微生物实验室生物安全管理条例》；
[2] 参考：原卫生部制订的《人间传染的病原微生物名录》

实验室感染的控制措施

污染场所要封闭，严格消毒作用大。隔离治疗感染者，接触者要多观察。染疫动物宜捕杀，开展流行病调查。

附表2 实验室感染的控制措施

控制措施	说明
防止扩散	封闭被病原微生物污染的实验室或场所
开展流行病学调查	
隔离治疗患者	对相关人员进行医学检查
医学观察	对密切接触者进行医学观察
消毒	对现场进行严格消毒
其他措施	对染疫或疑似染疫的动物进行隔离或捕杀

主要参考文献

1. 李凡,徐志凯.医学微生物学.8版.北京:人民卫生出版社,2013.
2. 朱万孚,庄辉.医学微生物学.北京:北京大学医学出版社,2007.
3. 谷鸿喜,陈锦英.医学微生物学.2版.北京:北京大学医学出版社,2009.
4. 张凤民.医学微生物复习考试指导.北京:中国协和医科大学出版社,2011.
5. 魏保生.医学微生物学笔记.3版.北京:科学出版社,2014.
6. 张凤民,肖纯凌.医学微生物学.3版.北京:北京大学医学出版社,2013.
7. 黄汉菊.医学微生物学.3版.北京:高等教育出版社,2015.